Et si obésité rimait avec violences ?

Psycho - logiques

Collection fondée par Philippe Brenot
et dirigée par Joël Bernat

Sans exclusives ni frontières, les logiques président au fonctionnement psychique comme à la vie relationnelle. Toutes les pratiques, toutes les écoles ont leur place dans Psycho - logiques.

Dernières parutions

Patrice CUYNET, Fatma DERBAL, *Le trauma familial face au cambriolage, Le « Chez-Soi » violé*, 2025.
Daniel SCHURMANS, *La folie, sens et souffrance, Essai d'interprétation anthropologique*, 2025.
Christian PELLOIS, M*odéliser en sciences humaines, Conceptions, mesures, analyses statistiques et sens possibles*, 2025.
Alexandra DE TROZ, *Le burn-out sexuel. Du désir épuisé au lien retissé*, 2025.
Aurima DILIENE, *Le mal fait du bien. Contes thérapeutiques pour les adultes*, 2025.
Jean-Yves DE LA CAFFINIERE, *Maîtrise de soi et transcendance sans Dieu*, 2025.
Marie-France BLÈS, *A coups d'éclats : la violence verbale et ses expressions. L'adulte, le bébé et la clinique*, 2025.
Patrick TRAUBE, *La demande à l'autre, Comment la formuler ?*, 2025.
Anna CURIR, *Femmes et métaphores dans l'astronomie. « Être à la place de »*, 2025.
Hiroaki OTA, *Le syndrome de Paris d'hier à aujourd'hui. À travers la psychohistoire du Japon*, 2025.
Angélique CAPELLE VOISIN, *En quête du désir perdu. La méthode Alegria pour une sexualité épanouie*, 2025.
Jérôme GAGEY, *Litiges, conflictualité et limites de la médiation, Approche juridico-clinique du contentieux judiciaire*, 2025.

Maud Roullet

Et si obésité rimait avec violences ?

Préface d'Angélique Laffont

L'Harmattan

5-7, rue de l'École Polytechnique - 75005 Paris
www.editions-harmattan.fr
ISBN : 978-2-336-54783-1
EAN : 9782336547831

SOMMAIRE

AVANT-PROPOS

Ce tournant professionnel a commencé au mois de mai 2021, date à laquelle j'ai repris mon activité professionnelle après mon troisième congé maternité. C'est à ce moment-là que ma supérieure hiérarchique m'a annoncé que j'occuperai désormais un poste d'Assistante Médico-Administrative pour d'une part, mettre en place le secrétariat relatif à l'activité de chirurgie bariatrique[1] qui tendait à se développer et d'autre part, coordonner ce nouveau parcours.

Je n'étais, a priori, absolument pas ravie de ce nouveau poste. Je ne me sentais pas dotée de l'énergie suffisante pour ce projet d'envergure. Je m'interrogeais sur cette spécialité qui ne m'était pas familière. Qu'est-ce que la « bariatrie » ? Ma responsable m'a défini le cadre et les objectifs attendus. J'ai répondu alors d'un ton agacé, il faut l'avouer, « Mais vous m'avez vue ! » en gesticulant mes mains du haut de mon corps jusqu'à mes hanches. Pesant tout au plus 50 kg, nombreuses sont les femmes qui peuvent envier mon poids et me demandent comment je fais pour garder cette silhouette après trois grossesses menées à terme ou presque. Pour autant, peu de personnes le savent, mais j'ai longtemps été complexée par mon corps dans la mesure où j'ai pu être la cible, pendant mon adolescence, de commentaires sur ma minceur. Période pendant laquelle j'ai également fait face à quelques remarques désobligeantes et où il est même arrivé que l'on soupçonne que je souffre d'anorexie.

A l'annonce de ce nouveau poste, de nombreux préjugés, clichés et stéréotypes sur l'obésité m'ont parcouru l'esprit. J'étais imprégnée de croyances. A mon sens, obésité rimait

[1] Cf Glossaire

avec « gros », « malbouffe » et « excès ». J'ignorais jusque-là que l'obésité est, en réalité, une maladie.

Dotée d'un tempérament affirmé et tenace, j'ai finalement été stimulée par l'envie de relever ce challenge. Les mois qui ont suivi, je me suis impliquée avec dynamisme dans mon nouveau poste. J'ai mis en place le secrétariat et créé mes propres outils de travail. J'ai découvert une équipe pluridisciplinaire sérieuse avec laquelle je travaille en étroite collaboration et j'ai rencontré au fil des jours et des semaines des patients « douloureux », au sens propre comme au figuré, aussi bien physiquement que moralement. Ces patients avec une expérience de régime, de suivi diététique, nutritionnel, d'échec, sont des femmes et des hommes qui ne sont pas toujours compris ou écoutés, et des personnes souffrant des stéréotypes qui perdurent sur l'obésité. Perçus comme sans volonté ni maitrise de soi, fainéants, voraces voire même goinfres, l'activation de ces stéréotypes est automatique et inconsciente envers les personnes en situation d'obésité et même présente chez de nombreux soignants[1]. Ces personnes sont pourtant loin d'être satisfaites de cet excès de masse grasse qui leur complique leur quotidien, les culpabilise, dégrade l'estime d'eux-mêmes, les prive de certains loisirs, parfois même de travail et entraîne de nombreuses complications, telles que l'apparition de diabète, de maladies cardiovasculaires ou de cancers. Leur enveloppe charnelle complexe les uns, handicape les autres ou encore les condamne, s'ils ne se soignent pas, à une mort prématurée. J'ai réalisé que ces patients ont, la plupart du temps, des parcours de vie compliqués. Les comptes rendus médicaux que j'ai parcourus au fil des hospitalisations ne m'ont pas laissée indifférente. L'empathie m'a gagnée et

[1] Rubino F, Puhl RM, Cummings DE *et al*. International consensus statement for ending stigma of obesity. *Nat Med.* 2020 ; vol 26 : 485-97

j'ai pris plaisir, petit à petit, à m'investir dans ces nouvelles tâches et auprès de cette patientèle attachante et émouvante.

Près d'un an plus tard, en février 2022, j'ai reçu par mail un questionnaire relatif à l'égalité femmes/hommes au sein de notre Centre Hospitalier. Ce questionnaire a été élaboré pour recueillir des témoignages, avis et priorités sur la question. Celui-ci a retenu toute mon attention et j'y ai accordé un temps de réponse. Au terme du questionnaire, il était proposé d'intégrer l'équipe des référents Egalité au sein de l'hôpital. C'est ainsi que je me suis portée volontaire pour cette nouvelle expérience. Les raisons de mon engagement en faveur de l'égalité professionnelle entre les femmes et les hommes à l'hôpital ont été multiples.

De prime abord il m'avait semblé ne pas constater d'inégalité marquée au sein de notre établissement ; néanmoins, j'ai réalisé au fil des questions que plusieurs aspects de ma carrière pouvaient être impactés alors que jamais je n'y avais songé auparavant, cela étant directement lié à ma condition de « maman » de plusieurs enfants en bas âge.

Il m'a donc paru important de témoigner sur le fait que concilier vie privée et vie professionnelle est possible et qu'il est nécessaire de s'épanouir à tous les niveaux. De fil en aiguille, j'ai participé à plusieurs actions dans le but de sensibiliser le personnel et de me faire connaître auprès des agents pour permettre de libérer leur parole.

Au détour de l'une de ces actions, une conversation s'est engagée avec une femme médecin spécialisée en gynécologie obstétrique et investie dans la cause des violences faites aux femmes. C'est au cours de cette rencontre que j'ai découvert l'existence de ce Diplôme Universitaire sur les Violences Faites aux Femmes (DU VFF) proposé par l'Université Paris 8.

De suite, j'ai fait part de cette demande de formation auprès de Monsieur Pascal DUFOUR, Directeur des

Ressources Humaines. Ma demande a été accueillie avec enthousiasme et, dans la foulée, j'ai présenté mon dossier de candidature pour intégrer la nouvelle promotion de ce DU VFF 2023/2024.

Une nouvelle aventure a pris vie. Immédiatement, je me suis sentie investie d'une mission, celle de faire de ce DU une plus-value pour mon institution. Les enseignements prodigués m'ont bouleversée et je me sens portée d'une volonté de transmettre toutes ces nouvelles connaissances et de partager mon expérience. Dans le cadre de ma formation, j'ai dû réaliser un mémoire pour l'obtention de mon diplôme. Il m'apparaissait complexe de définir mon sujet de mémoire tant les violences faites aux femmes sont omniprésentes dans notre société. Les possibilités à explorer sur ce thème étaient donc nombreuses. Cependant, forte de mon expérience en chirurgie bariatrique, je me suis aperçue que la notion de violence était récurrente dans cette spécialité. Il m'apparaissait donc judicieux d'explorer ce terrain et, sans m'y attendre, l'enquête que j'ai menée auprès de nos patientes a permis d'ouvrir la boîte de Pandore.

REMERCIEMENTS

Nombreuses sont les personnes que je tiens à remercier.

Je remercie Madame Elisabeth CALMON, Directrice du Centre Hospitalier de Rambouillet entre 2019 et 2024, ainsi que Monsieur Jérôme SONTAG, Directeur du Centre Hospitalier de Rambouillet depuis décembre 2024 pour avoir soutenu mon projet de publication.

Je remercie Monsieur Pascal DUFOUR, Directeur des Ressources Humaines du Centre Hospitalier de Rambouillet, pour m'avoir accueillie au sein de son équipe des référents égalité. Je le remercie d'avoir su voir l'implication et l'investissement que je mettais dans mon rôle de référente égalité et d'avoir accordé le financement, dans le cadre de la formation, du Diplôme Universitaire sur les Violences Faites aux Femmes que j'ai étudié sur la période 2023/2024 sous la responsabilité pédagogique de Monsieur Alexandre LUNEL, maître de conférences en Histoire du droit de la santé à l'Université Paris 8.

Je remercie Madame Alice JAFFRE, Directrice adjointe des Affaires générales, communication, projet, handicap du Centre Hospitalier de Rambouillet pour son enthousiasme dans ce projet de publication et sa grande implication pour le mener à terme. Ses conseils précieux et son expertise ont contribué à l'embellissement de mon mémoire.

Je remercie ma cadre, Madame Angélique LAFFONT, Attachée Principale d'Administration Hospitalière coordonnatrice des Assistants-Médico-Administratifs rattachée au service des Affaires médicales du Centre Hospitalier de Rambouillet, qui m'accompagne dans ma carrière avec bienveillance. Elle a su m'attribuer des missions qui relevaient de compétences solides. Bien que je n'aie pas toujours accueilli ses propositions d'un bon œil, toutes ces missions m'ont incitée à dépasser mes propres limites pour exploiter mes capacités intellectuelles. Je la remercie pour avoir su reconnaitre mes compétences professionnelles et pour ses mots valorisants qui ont largement contribué à dépasser les croyances limitantes que j'entretenais à mon sujet. Mes propositions extravagantes et son ouverture d'esprit ont été d'une compatibilité absolue. Pour reprendre les termes que j'avais pu employer lorsqu'elle m'a réintégrée après une période de disponibilité « Je ne vous décevrai pas ! ». Depuis mai 2018 où j'ai réintégré l'hôpital après quelques mois d'absence où j'avais fait le choix de me tourner momentanément vers une autre carrière, j'ai plaisir à m'investir et je me montre moteur dans mon service par une multitude de prises d'initiatives en vue d'améliorations constantes au profit de nos patients qui méritent qu'on leur accorde toute notre attention. Je suis extrêmement reconnaissante envers ma cadre qui par son écoute et sa patience, me manage avec une extrême douceur. J'ajouterai que son investissement professionnel est remarquable, sans jamais compter ses heures, elle représente à mes yeux un mentor sur lequel je tente de prendre modèle.

Je remercie toute l'équipe de chirurgie bariatrique, Docteur Lelio BIFULCO, Docteur Elsa D'ANNUNZIO et Docteur Louise LALLEMAND, tous trois chirurgiens digestifs et viscéraux, Docteur Françoise DRUANT, endocrinologue, Madame Alix DE VERGNETTE, psychologue, Madame Jessica GUERREIRO, diététicienne et Madame Alexandra OLAZABAL, éducatrice en Activité Physique Adaptée, qui a accueilli mes propositions, participé à des réflexions sur la remise en question de nos pratiques professionnelles et qui a accepté de réfléchir de façon collégiale à la mise en place de mesures professionnelles protectrices. Je remercie l'équipe pour avoir apporté des suggestions et des corrections qui permettent de valider l'aspect scientifique de mes écrits.

Je remercie les 41 patientes qui ont accepté de participer à mon étude et qui se sont livrées avec enthousiasme bien que l'émotion ait pu faire surface au décours de nos entretiens. Je les remercie pour leur confiance et leurs témoignages qui contribuent de manière essentielle à prendre en compte cette maladie complexe que représente l'obésité.

Je remercie nos partenaires, notamment Madame Claudine CANALE, Présidente de l'Association Poids Plumes France et Membre du conseil patient de la Ligue contre l'obésité et Monsieur Franck MANZONI, Formateur en Education Thérapeutique du Patient engagé au sein de l'Association francophone pour le développement de l'éducation thérapeutique qui ont accepté d'ajouter quelques mots pour souligner le caractère singulier de la prise en soin de nos patients en cohérence avec les témoignages des 41 patientes aux histoires de vie uniques. Franck m'a accompagnée dans la rédaction du point consacré à la mise en place de l'ETP, je lui exprime toute ma gratitude. Son accompagnement au changement initié lors d'une formation dispensée par ses soins portant sur la pratique de l'éducation thérapeutique du patient a permis de faire évoluer mon regard et de m'engager dans une posture éducative centrée sur la personne. L'ETP a redonné sens à ma pratique professionnelle.

Je remercie Madame Delphine MICHEL, diététicienne psychonutritionniste et auteur de « *J'arrête le grignotage en 4 semaines* ». Au-delà de cette rencontre à l'occasion de la dédicace de son ouvrage, j'ai plaisir à échanger avec Delphine et d'aborder avec elle les multiples facettes de l'obésité. Je lui suis reconnaissante d'avoir également inscrit quelques mots qui mettent l'accent sur la mise en protection du corps suite à des traumas.

Je remercie tous les enseignants du DU VFF qui nous ont prodigué des cours d'une qualité remarquable.

Je remercie tout spécialement Madame Ernestine RONAI, militante féministe française, pionnière de la lutte contre les féminicides, coordonnatrice nationale « Violences faites aux femmes » de la Mission interministérielle pour la protection des femmes victimes de violences et la lutte contre la traite des êtres humains (MIPROF), responsable de l'Observatoire des violences faites aux femmes en Seine-Saint-Denis, pour m'avoir aiguillée dans le choix de ma thématique de mémoire. De même que je remercie Monsieur Edouard DURAND, magistrat français spécialisé dans la protection de l'enfance, les violences conjugales et les violences faites aux enfants, ancien juge des enfants, coordonnateur de formation à l'Ecole Nationale de la Magistrature (ENM), membre du groupe de travail enfants de la MIPROF, membre du Conseil scientifique de l'Observatoire national de l'enfance en danger (ONED) et Madame Annie GARCIA, magistrate, qui ont également supervisé la rédaction de mon mémoire.

Je remercie Madame Véronique ARMA, Assistante Communication au Centre Hospitalier de Rambouillet, qui a su mettre en valeur les affiches que j'ai suggérées sur la sensibilisation et la prévention des violences faites aux femmes, destinées non seulement à nos patients mais également à l'ensemble de nos professionnels de santé.

Je remercie Mademoiselle Oriane PAUTREL et Monsieur Ilhan SAKIN, Apprentis en Communication et rattachés au Centre Hospitalier de Rambouillet, qui ont sympathiquement accepté de m'aider dans la mise en forme de mon mémoire. Ilhan m'a notamment accompagnée sur la réalisation de mon questionnaire et la présentation d'ensemble et Oriane sur des détails graphiques.

Je remercie Monsieur Julien MARTINEZ, assistant à la reprographie, qui s'est montré à de nombreuses reprises disponible.

Je remercie Monsieur Jérôme DUMONT, directeur des achats dans un établissement privé, pour m'avoir aidée dans la réalisation des graphiques portant sur les statistiques de l'étude que j'ai menée auprès des patientes pour repérage des violences et évaluation des troubles psychotraumatiques associés.

Je remercie Madame Bénédicte BIAGGI LANGUE, ma fidèle relectrice et mon amie la plus fidèle.

Je remercie Madame Céline GARDINIER qui a rejoint le groupe des référents égalité courant 2023. Bien plus qu'une collègue, elle est devenue une amie sur laquelle je me suis largement appuyée pour la réalisation de mon projet.

Je remercie Monsieur Dimitri RIBEIRO, mon mari, qui m'a témoigné ses encouragements à plusieurs reprises et a su se montrer disponible pour la relecture de mon mémoire. J'ai fait preuve d'originalité pour gagner son admiration. Il est à l'origine de ce grand saut.

Je remercie mes enfants, Edouard, Ezéchiel et Victoria qui font de moi une maman parfois soucieuse mais tellement épanouie à leurs côtés. Ils sont le reflet de mon âme. Grâce à eux, je continue de grandir. Chacun d'eux ouvre une porte de mon immense jardin secret et me permet d'accéder à la profondeur de mon intérieur.

Je remercie enfin ma généreuse maman, Madame Corinne ROULLET et mon ingénieux papa, Monsieur Christian ROULLET. Ils ont, encore une fois, su faire preuve de disponibilité et de conseils soutenants dans la réalisation de mes projets et notamment dans la relecture de mon mémoire en y apportant un regard critique, ce qui m'a permis d'y apporter quelques corrections et certains remaniements. Je leur exprime ma gratitude pour leur soutien indéfectible.

PREFACE

J'ai été très touchée par le mémoire rédigé par Maud qui retrace les difficultés de nombreuses femmes face à l'obésité en lien avec des histoires de vie, car chacune de nous avons notre propre histoire…

Maud s'est impliquée dans ce diplôme universitaire et, à la lecture de ce mémoire, vous retrouverez une grande notion de « Partage ».

Ce mémoire relate des histoires de vie très poignantes et douloureuses où Maud a su gagner la confiance et le respect de ces femmes qui ont pu se livrer dans un climat de bienveillance afin de se libérer, sans jugement, d'un certain « poids », reprendre en assurance, et comprendre qu'elles ne sont pas seules pour enfin retrouver une légèreté.

J'ai tout d'abord rencontré Maud, en tant que patiente, en 2016, lors de mon suivi de grossesse au Centre Hospitalier de Rambouillet. Etant moi-même responsable administration patient dans un autre établissement de santé à l'époque, j'ai pu apprécier la qualité de la prise en charge de Maud dans ses missions de secrétaire médicale avec un double regard.

Sa personnalité, son empathie et son grand professionnalisme font d'elle une professionnelle hors pair.

J'ai intégré le Centre Hospitalier de Rambouillet en février 2018 en tant que Coordinatrice des Secrétaires Médicales. A mon arrivée, en faisant le tour de l'équipe, j'ai eu une petite déception, Maud ayant pris une disponibilité à ce moment-là pour s'ouvrir à d'autres horizons professionnels. Je voulais lui faire part de mon appréciation quant à ses qualités professionnelles que j'avais pu observer en tant que patiente.

Plusieurs mois plus tard, Maud a demandé sa réintégration dans l'établissement, en parallèle, j'étais sur le démarrage d'une enquête Santé Publique France sur le secteur gérontologique, c'est ainsi que j'ai pu la missionner sur cette étude et travailler en étroite collaboration avec elle.

Maud a réussi cette mission avec brio et les patients de cette enquête ont pu passer des moments privilégiés à se confier à elle sur leurs multiples difficultés.

Maud a travaillé dans plusieurs services puis nous avons mis en place le service de bariatrie, nouveau service pour l'établissement. J'ai tout de suite pensé à Maud, bien qu'à mon annonce sa déception était flagrante !

J'ai persisté dans mon idée afin de la convaincre que ses qualités étaient tout à fait compatibles avec les exigences qu'impliquaient ces missions qui nécessitent un étroit accompagnement auprès des patients, avec une aide pluridisciplinaire comme elle l'a très bien exposé dans sa première partie.

Lorsque Maud a intégré son diplôme universitaire portant sur les violences faites aux femmes et qu'elle a souhaité réaliser une étude visant à mettre en lien les violences avec l'obésité, j'ai trouvé cela cohérent et source de sens et j'ai laissé une autonomie à Maud dans la conduite de cette étude, menée en toute discrétion, afin que celle-ci soit le reflet d'une pure réalité tant sur sa personnalité que sur les histoires des patientes confiées avec sincérité.

L'établissement, sensible à cette démarche de prévention des violences faites aux femmes, a permis d'appuyer la mise en place de mesures professionnelles protectrices.

Chaque professionnel de l'équipe du service de bariatrie vous apporte en quelques mots leur expertise et souligne l'importance d'un parcours « sur mesure », dans lequel les besoins de chaque patient ayant une histoire unique doivent être traités au cas par cas.

Nous sommes accompagnés par notre patiente partenaire, Madame Claudine CANALE, Présidente de l'Association Poids Plumes France et Membre du conseil patient de la Ligue contre l'obésité, qui par sa grande expérience en tant que patiente et dans le domaine, nous confère un partenariat précieux et qualitatif pour notre parcours.

Les éléments médicaux décrits dans la revue de littérature de l'obésité, validés par le corps médical de notre service de bariatrie, auxquels s'ajoute l'intensité des récits et des émotions des patientes, en font un écrit pertinent et attachant. C'est avec fierté que je vous laisse découvrir SON mémoire.

Angélique LAFFONT
Attachée Principale d'Administration Hospitalière
Coordonnatrice des Assistants-Médico-Administratifs
Service des Affaires médicales du Centre Hospitalier de Rambouillet

QUELQUES MOTS DE L'EQUIPE DE CHIRURGIE BARIATRIQUE DU CENTRE HOSPITALIER DE RAMBOUILLET, DES PATIENTS ET DES PARTENAIRES

Notre équipe de chirurgie bariatrique

« Les violences physiques et psychologiques sont de plus en plus constatées parmi les facteurs favorisant la prise de poids et l'obésité. Ecouter les patients, c'est la première étape de leur prise en charge. »

Docteur Lelio BIFULCO, Docteur Louise LALLEMAND, chirurgiens

« Travail de qualité mené de façon rigoureuse démontrant l'importance de la prise en charge holistique des patients souffrant d'obésité et qui amène à changer notre regard sur cette maladie chronique et complexe. »

Docteur DRUANT Françoise, endocrinologue

« Nous sommes bien souvent à la place où nous devons être, à cet instant là ; et cette place, Maud l'a prise en devenant un repère rassurant pour nos patient(e)s, à travers son écoute et son empathie. C'est aussi cela, « prendre soin ». Et, sans doute, ces patient(e)s auront-ils aussi pris soin d'elle, à leur manière et de toute leur altérité. »

Madame Jessica GUERREIRO, diététicienne

« Maud a mené une étude qui met en lumière, avec empathie, l'intrication complexe entre violence et obésité. Une approche éclairante qui offre des pistes de compréhension et de réflexion. »

Madame Alix DE VERGNETTE, psychologue

« Un grand merci à Maud pour nous faire ouvrir les yeux sur les violences subies par nos patients. Grâce à elle, l'accompagnement professionnel se remet en question pour être plus pertinent dans notre aide quotidienne et cela entraîne de nouvelles réflexions sur le parcours de la chirurgie bariatrique. »

Madame Alexandra OLAZABAL, éducatrice en activité physique adaptée

***

<u>Nos patients</u>

« Se faire aider pour ne plus avoir besoin de son armure ET pour la retirer : tout le sens de la chirurgie bariatrique parfaitement accompagnée. »

Témoignage de Madame Véronique BONNET, patiente

« La vie n'est pas un long fleuve tranquille, surtout lorsque l'on tombe sur un pervers narcissique. Cela m'a rendue plus forte à force de prendre des coups. La vie m'a donné une deuxième chance, mon prince charmant m'a trouvé. La vie à deux, puis trois, puis quatre, puis à cinq. Nous voilà une famille au complet avec des hauts et des bas ; mais surtout une prise de poids car j'ai fait passer ma famille avant moi. Le temps est venu de penser à moi. »

Témoignage anonyme d'une patiente interrogée dans le cadre de mon étude sur le repérage des violences et l'évaluation des troubles psychotraumatiques associés

***

Nos partenaires

« Lorsqu'on bénéficie d'une chirurgie de l'obésité, l'important est de mettre les choses en place, de comprendre que ça va être un changement de vie et de se faire accompagner toute sa vie aussi bien par l'équipe pluridisciplinaire que par des pairs qui sont formés en éducation thérapeutique qui apportent un soutien et un partage d'expériences et de savoirs.

En tant que Présidente de l'Association Poids Plumes et patient partenaire ainsi que membre du conseil patient de la Ligue contre l'obésité, mes missions sont d'orienter le patient vers une bonne prise en charge de la maladie, ainsi que de lui donner des clefs et outils à mettre en place au quotidien.

Je participe également à la co-contruction des parcours avec les équipes pluridisciplinaires. »

Madame Claudine CANALE,
Présidente de l'Association Poids Plumes France
Membre du conseil patient de la Ligue contre l'obésité

« C'est à l'occasion d'une formation dispensée pour le Centre Hospitalier de Rambouillet que ma rencontre avec Maud s'est faite.

Formateur en éducation thérapeutique du patient, ma mission professionnelle « d'accompagnateur au changement » se concrétise par une approche pédagogique à laquelle s'ajoute complémentairement une approche singulière issue de mon propre parcours de patient.

En tant qu'assistante médico-administrative et en lien avec la singularité de son accompagnement des patientes, cette formation règlementaire s'est inscrite en parfaite cohérence avec les actions engagées par Maud.

A partir de son approche et de sa posture, Maud a très rapidement su se saisir des leviers de l'éducation thérapeutique lesquels sont également venus en résonance avec le travail engagé pour ce mémoire. Ce travail extrêmement riche et documenté révèle notamment par l'authenticité des témoignages recueillis, l'importance de la prise en compte de la dimension biopsychosociale dans les spécificités de la maladie chronique.

La considération du patient objet du soin paraît plus que limitée alors que l'approche globale du soin mêlant le cure et le care, considère le sujet comme personne singulière.

A la lecture de ce mémoire, cette dimension apparaît avec un AVANT dont les expériences de vie quelles qu'elles soient font partie intégrante d'une histoire écrite et un APRES qui à partir de ces expériences associées à d'autres, devient une page blanche à écrire. Mais dans ces enjeux de la chronicité, comment peut-on alors imaginer un tel cheminement sans qu'un accompagnement au changement sur la durée permette d'être dans le PRESENT. Un présent pour avancer, cheminer, se construire ou se reconstruire en étant véritablement auteur de sa vie.

Par cet important travail, Maud a su révéler cette réalité qui lève le voile sur ces parcours de vie singuliers tout en montrant comment les acteurs du soin exercent une influence sur ces parcours.

Le cheminement réflexif de la formation en éducation thérapeutique « infuse » au-delà même des seules heures consacrées aux apprentissages. Aussi pour avoir échangé plusieurs fois avec Maud, je constate que son regard a évolué et suis certain que sa prise de hauteur engagée lors de cette formation, lui permettra de cheminer encore plus loin.

Il est important de ne jamais oublier pour tous les acteurs de la santé que la personne qui sollicite un professionnel en tant que soignant, est avant tout une histoire de vie singulière. Une histoire qu'il faut accueillir, entendre, écouter, lire sans le filtre du jugement, décrypter et accompagner dans le respect de ce qu'est la personne, de ses choix et de son histoire de vie.

Je souhaite à Maud de belles rencontres dans cette approche du « prendre soin » à laquelle elle est sensible et qu'elle a cœur de mettre en œuvre. »

Monsieur Franck MANZONI,

Formateur en Education Thérapeutique du Patient engagé au sein de l'Association francophone pour le développement de l'éducation thérapeutique (AFDET)

« Lorsqu'une personne traverse des traumas ou un stress post-traumatique, le corps entre en mode survie, adoptant des stratégies de protection. L'alimentation émotionnelle évitante et la mise en réserve deviennent alors des réponses adaptatives pour gérer une douleur interne. Le corps ne cherche pas à nuire, mais à se préserver. Mon approche consiste à respecter cette logique de protection, tout en accompagnant chaque personne à retrouver un équilibre entre l'alimentation, le corps, le poids et l'état mental, pour apaiser ses souffrances et rétablir une relation plus sereine avec soi-même. Mon approche psychonutritionnelle, enrichie par les thérapies comportementales et cognitives (TCC), va au-delà des symptômes pour explorer les racines émotionnelles et les schémas de protection du corps. Avec des outils comme l'hypnose, la pleine conscience, les neurosciences et les techniques cognitives, j'accompagne mes patients à libérer les émotions refoulées, à déconstruire les pensées limitantes et à apaiser leur relation avec l'alimentation. C'est une démarche globale qui respecte leur histoire et vise un équilibre durable. »

Madame Delphine MICHEL,

Diététicienne Psychonutritionniste

INTRODUCTION

Tu as pris place dans leur vie
Sans même que ne s'installe le déni
Tu leur as créé bien des soucis
Jusqu'à ce que parfois ils se replient.

Pendant l'enfance, l'adolescence ou l'âge adulte
Ils ont fait face à des insultes
Parfois la violence ils occultent
Néanmoins souvent apparait le besoin qu'ils consultent.

Ils se sont forgé une carapace
Pour faire face à ces rapaces
Ils ont fini par être las
De se battre pour faire face.

Obésité tu te nommes
Tu prends parfois place chez les Hommes
Telle une maladie tu assommes
N'oublions pas, toutefois, qu'ils ne sont pas des surhommes.

Gardez toujours l'espoir
Lorsque vous vous couchez chaque soir
Plutôt que de broyer du noir
Ou de ne plus vouloir rien voir.

Maud ROULLET

Au fil des précieux enseignements dispensés par les professeurs investis et passionnés de l'Université Paris 8 que j'ai fréquenté dans le cadre du DU VFF, j'ai réalisé que mes parcours personnels et professionnels étaient loin d'être un hasard. J'ai pris conscience que mes choix de vie ont été guidés par mon éducation, ma culture et l'expérience de mon enfance et adolescence, auxquels s'entremêlent les notions de violences et de traumatismes. Je mets enfin des mots sur les maux et cela me remplit d'une énergie sans fin. J'ai pris le temps de faire un point sur mon parcours et j'ai compris que j'ai choisi un métier, voire des métiers puisque ma carrière a pris à plusieurs reprises certains tournants professionnels, tous en rapport avec l'humain au cœur de mon travail. Forte d'un Baccalauréat Littéraire, d'un Brevet de Technicien Supérieur en Animation et Gestion Touristiques Locales et d'une Licence Professionnelle en Gestion des Ressources Humaines, j'ai exercé plusieurs années, 7 ans pour être précise, en tant qu'adjoint administratif à la Direction des Ressources Humaines du Centre Hospitalier de Rambouillet. J'ai choisi de m'investir ensuite auprès des patients en tant qu'Assistante Médico-Administrative et j'exerce ce métier depuis mars 2015 dans les services de soins de l'hôpital.

Quels que soient les services dans lesquels j'ai pu travailler, nombreux sont les personnels et patients qui ont su me témoigner leur satisfaction quant à mon accompagnement à leur égard, tant sur le plan administratif que sur le plan humain. Dotée d'une hypersensibilité et d'une empathie à toute épreuve, ces qualités me permettent d'aller dans la profondeur, la nuance et dans les subtilités. C'est ainsi que je prends soin de chacun de mes interlocuteurs.

***

Les enseignements prodigués au cours de mon année de formation m'ont permis de mesurer l'ampleur du fléau concernant les violences commises envers les femmes, que ce soient les violences physiques, psychologiques, sexuelles, administratives et économiques ou encore la cyber violence. « Les violences faites aux femmes existent partout, en tous lieux et dans toutes les classes sociales... Elles constituent une réalité qui perdure, partout dans le monde et à tous les âges de la vie[1]. » Ces violences ont des « conséquences directes sur l'intégrité physique et psychique[2] ».

Une femme a davantage de risque de subir de la violence dans l'espace privé car ces violences sont souvent commises par un homme connu. En revanche, un homme adulte a davantage de risque de subir de la violence dans l'espace public car ces violences sont souvent commises par un homme inconnu. Cela détermine un rapport au monde différent.

« Dès 1996, puis en 2014, l'Organisation Mondiale de la Santé (OMS) a déclaré que les violences constituaient un des principaux problèmes de santé publique dans le monde[3]. »

« En France, environ quatre cent mille femmes sont victimes de violence dans le couple[4]. » Les violences conjugales sont en France un fléau difficile à endiguer. Les femmes sont les premières victimes, mais il ne faut pas oublier les enfants qui, eux aussi, lorsqu'ils sont exposés à la violence, sont des victimes directes ou indirectes. Ces violences augmentent chaque année depuis 2016 et ils sont

---

[1] Karen Sadlier, Edouard Durand, Ernestine Ronai, *Violences conjugales, un défi pour la parentalité*, Dunod, 2020 (pages 53, 54)

[2] Muriel Salmona, *Le livre noir des violences sexuelles*, Dunod, 2022 (pages 85, 175)

[3] Ibidem (pages 4, 95)

[4] Karen Sadlier, Edouard Durand, Ernestine Ronai, *Violences conjugales, un défi pour la parentalité*, Dunod, 2020 (page 6)

près de 400 000 enfants à vivre dans ce climat de terreur permanente, témoins des coups et des humiliations[1]. Les séquelles pour ces enfants sont graves : troubles du sommeil, troubles du comportement, troubles de l'alimentation, etc.[2] Il ne faut pas minimiser les conséquences qui sont lourdes. En effet, les témoins peuvent parfois être autant impactés que les victimes. « 80% d'entre eux sont des témoins oculaires ou auditifs des violences. 60% présentent des troubles post traumatiques[3]. »

Les chiffres relayés par les études nationales[4] font peur. « 1 fille sur 5 et 1 garçon sur 13 sont victimes de violences sexuelles, qui sont incestueuses pour la moitié d'entre elles et subies en majorité avant 10 ans, et commises plus de 9 fois sur 10 par des hommes[5]. »

« Le fait d'avoir été victime gravement dans sa jeunesse ou au cours de son enfance multiplie par trois ou par cinq le risque d'être victime de violences ou agresseur à l'âge adulte[6]. » Les femmes victimes dans l'enfance de violences physiques et sexuelles ont un risque multiplié par 16 de subir des violences par leur partenaire à l'âge adulte alors que les hommes ayant subi des violences dans l'enfance ont un risque multiplié par 14 de commettre des violences physiques et sexuelles à l'âge adulte sur leur partenaire[7].

---

[1] Dans les yeux d'Olivier, Enfants : les victimes oubliées des violences conjugales. Emission diffusée sur France 2 le 10/01/2024

[2] Ibidem

[3] Rapport Mondial sur la violence et la santé de l'OMS en 2002

[4] Observatoire Nationale des Violences faites aux femmes / Lettre n°18 – Novembre 2022 + INSERM-INED-ANRS, Enquête « Contexte de la sexualité en France », 2006

[5] Muriel Salmona, *Le livre noir des violences sexuelles*, Dunod, 2022 (page XLV)

[6] Karen Sadlier, Edouard Durand, Ernestine Ronai, *Violences conjugales, un défi pour la parentalité*, Dunod, 2020 (page 60)

[7] Muriel Salmona, *Le livre noir des violences sexuelles*, Dunod, 2022 (page 329)

Les situations de handicap, de discrimination sexiste ou raciste sont également des facteurs à risque.

Il en résulte que trop nombreuses sont ces femmes victimes de violences qui, pour la plupart, bien que connaissant l'agresseur, ne déposent que rarement plainte et ne reçoivent que peu d'accompagnement.

Ces violences exercées dans un rapport de force sur des personnes vulnérables sont délétères pour notre société qui véhicule un mépris total des victimes en faveur des violences. « Le déni, la loi du silence et l'impunité règnent[1]. »

Alors que la culture du viol et de la violence fait partie intégrante de notre société, à tort les victimes de violences se sentent très souvent responsables, convaincues qu'elles sont à l'origine de ce qui leur est arrivé et que la faute leur appartient. C'est ce qu'on appelle l'inversion de la culpabilité. Ce mécanisme de défense individuel permet entre autre de reprendre du contrôle sur ce qui s'est passé et de ne pas se sentir 100% impuissant, ce qui est beaucoup plus angoissant. Il vient également de l'agresseur qui manipule sa victime comme l'illustre la seconde partie de mon mémoire.

Quant à l'obésité, elle fait partie des premières causes de mortalité actuelles. Du fait de son développement épidémique, elle est devenue, elle aussi, une question à la fois de santé publique mais également de société. Auparavant considérée comme un facteur de risque plutôt qu'une maladie, l'obésité a été reconnue par l'OMS en 1997 comme une maladie et définie comme une « accumulation anormale et excessive de graisse qui peut nuire à la santé ». Par ses multiples conséquences néfastes pour la santé, d'ordres physiques et psychologiques, l'obésité est considérée comme une maladie complexe et comme un

---

[1] Muriel Salmona, *Le livre noir des violences sexuelles*, Dunod, 2022 (pages XLI, 43)

modèle de pathologie chronique évolutive. Elle concerne 8,5 millions de personnes en France, soit 17% de la population[1]. La prévalence de l'obésité a doublé depuis la fin des années 1990. Pour inverser la courbe, il faudra un engagement fort des pouvoirs publics, faute de quoi nous nous dirigeons tout droit vers une crise sanitaire telle que vécue aux Etats-Unis, qui sont passés de 19% en 1997 à presque 40% 20 ans plus tard selon la source Health at a Glance 2017.

L'obésité est une maladie chronique du métabolisme et une maladie multifactorielle, complexe et hétérogène. Elle peut entraîner des difficultés dans la vie de tous les jours, notamment lorsqu'elle est sévère ou massive, d'où la nécessité d'une prise en charge globale et personnalisée. Elle est en effet susceptible de réduire l'espérance de vie par les complications qu'elle génère.

La prévalence de l'obésité varie selon plusieurs critères : le sexe, l'âge et les générations, le niveau socio-économique, et la situation géographique.

De nombreuses études françaises témoignent de son augmentation significative et mettent en avant que cette maladie touche davantage les femmes que les hommes[2].

En effet, les femmes et les hommes ne sont, là encore, pas égaux face à l'obésité. Ces disparités s'expliquent par plusieurs facteurs, notamment la prise de poids pendant la grossesse et le manque d'activité physique.

---

[1] Communiqué de presse du 20/02/2023 « Obésité et surpoids : près d'un Français sur deux concerné. Etat des lieux, prévention et solutions thérapeutiques » par l'INSERM

[2] Ibidem + Bulletin Epidémiologique Hebdomadaire n°20 du 13 mai 2008 + Bulletin Epidémiologique Hebdomadaire n°35-36 du 25 octobre 2016 publié par Santé Publique France « Prévalence du surpoids, de l'obésité et des facteurs de risque cardio-métaboliques dans la cohorte Constances »

Au niveau mondial, d'après les chiffres de l'OMS, le nombre de cas a triplé entre 1975 et 2016[1]. Ainsi, en 2016, près de 2 milliards d'adultes étaient en surpoids et, sur ce total, plus de 650 millions étaient obèses, soit 13% de la population mondiale. En 2016, 11% des hommes étaient obèses contre 15% des femmes du fait de facteurs de risque plus importants chez la population féminine. Dans les pays à faible revenu, le nombre de femmes obèses représente deux fois celui des hommes alors que dans les pays à haut revenu la différence entre les femmes et les hommes n'est pas significative.

La prévalence de l'obésité chez les femmes est ainsi plus élevée comparativement aux hommes non seulement en France, mais également dans le monde.

Ayant pris connaissance de ces statistiques et au vu de mes observations dans le cadre professionnel, il m'est venu l'idée d'étudier l'existence d'un lien entre ces deux fléaux que sont la violence et l'obésité.

J'ai mené, à mon initiative et avec l'accord de ma hiérarchie, une étude auprès de 46 femmes opérées dans notre établissement de santé en 2022 et 2023, qui s'est avérée éprouvante émotionnellement parlant mais tellement enrichissante. Les patientes se sont livrées en toute confiance et bienveillance et m'ont témoigné des histoires de vie parfois hors du commun et qu'il me semble indispensable de partager au plus grand nombre avec leur accord. J'ai préservé l'anonymat de ces patientes qui m'ont confié certains de leurs malheurs. Chaque patiente a une histoire de vie unique, ce qui démontre que l'obésité est, en effet, une maladie complexe dont les causes sont multifactorielles.

---

[1] Communiqué de presse du 20/02/2023 « Obésité et surpoids : près d'un Français sur deux concerné. Etat des lieux, prévention et solutions thérapeutiques » par l'INSERM

Ce mémoire a pour objectif de mettre en lumière l'obésité et à l'honneur les femmes qui en souffrent.

Je tenterai de définir, au travers de ces chapitres, si l'on peut établir ou non un lien direct entre l'obésité et les violences faites aux femmes. J'expliquerai tout d'abord ce qu'est l'obésité sous forme de revue de littérature et éclaircirai ce qu'elle implique. Par le biais de mon étude menée auprès de nos patientes opérées d'une chirurgie bariatrique, je traiterai du repérage des violences, j'exposerai les nombreux troubles associés à la violence et les psychotraumatismes en lien avec celle-ci tout en définissant le cycle de la violence ainsi que les stratégies et les profils des agresseurs. Enfin, je reprendrai les recommandations de la Haute Autorité de Santé d'octobre 2019 sur lesquelles je me suis appuyée pour travailler en équipe afin de mettre en place des mesures professionnelles protectrices.

Ce mémoire m'a menée à de nombreuses réflexions et remises en question de nos pratiques professionnelles grâce aux témoignages de nos patientes. Celui-ci m'a totalement passionnée et j'ai eu plaisir à m'investir dans sa rédaction. C'est ainsi que m'est venue l'idée de le remanier et de l'écrire sous forme de livre pour faciliter l'accessibilité au plus grand nombre, permettre aux personnes en situation d'obésité de se sentir considérées et pourquoi pas, en toute modestie, que les professionnels de santé y trouvent quelques pistes de travail.

Le genre littéraire utilisé est à la fois narratif par les nombreux témoignages que je retrace de ces patientes courageuses qui ont eu recours à la chirurgie bariatrique ; documentaire par les notions abordées sur l'obésité et la violence que je décrypte ; argumentatif par mon analyse plus théorique sur les sujets sociétaux et qui s'appuie sur l'enquête que j'ai menée auprès de ces femmes et enfin poétique, par ma sensibilité que j'ai laissée s'exprimer.

Afin que ce mémoire soit d'une part le plus précis possible et d'autre part renseigné avec des informations exactes et récentes, il a été relu et corrigé par l'équipe pluridisciplinaire de chirurgie bariatrique du Centre Hospitalier de Rambouillet.

Souvent perçues comme des personnes qui manquent de volonté[1] et que la société assimile à tort à des personnes qui ont un trouble du comportement, les personnes obèses souffrent de cette stigmatisation, de ces nombreux stéréotypes ainsi que de la « grossophobie »[2], forme de discrimination nocive qui peut avoir des effets négatifs comme la perte d'estime de soi, une insatisfaction corporelle et l'exclusion sociale, provoquant l'évitement et la perte d'intérêt à pratiquer l'activité physique.

Il est une erreur de réduire les causes de l'obésité à des concepts diététiques ou moraux. Cela témoigne du poids des croyances et des préjugés véhiculés par notre société, que nous transmettons par méconnaissance de cette maladie.

J'espère contribuer, par le biais de cet ouvrage, à modifier non seulement l'image, la représentation et le regard sur ces personnes dont le corps est devenu un objet source de moqueries et critiques mais j'ai également espoir de concourir à modifier la perception que l'on peut se faire de l'obésité, freiner les stéréotypes et briser le silence sur les souffrances de ces personnes qui sont, avant d'être obèses, des êtres humains avec des parcours de vie souvent difficiles et qui méritent que la société puisse leur accorder douceur et bienveillance.

Je vous souhaite une bonne lecture.

---

[1] Données issues de la pratique clinique du Dr Andrieux

[2] Cf Glossaire

QUELQUES MOTS A PROPOS DE L'HOPITAL DE RAMBOUILLET

Fondé en 1731 par Marie-Sophie de Noailles, comtesse de Toulouse, le premier site, l'« Hôpital de Toulouse », situé rue de la Motte, connaitra deux siècles d'administration par la communauté des Filles de la Charité, avec le soutien de financements privés, royaux, impériaux, et communaux.

L'évolution des besoins a mis en évidence la nécessité de pallier au manque d'espace, c'est ainsi que fut construit grâce à une souscription auprès de la population l'Hôpital-Hospice Régional de Rambouillet. Celui-ci est doté de 220 lits, érigé sur un site nouveau situé : 5-7 rue Pierre et Marie Curie 78120 Rambouillet.

En constante modernisation, le Centre Hospitalier de Rambouillet est aujourd'hui l'un des établissements publics de référence du Sud Yvelines reconnu sur le plan régional.

L'Hôpital de Rambouillet fait partie du Groupement Hospitalier de Territoire (GHT) du Sud Yvelines qui regroupe l'ensemble des établissements de santé et médico-sociaux publics du sud du département.

Depuis 2023, l'Hôpital de Rambouillet est en direction commune avec l'Hôpital de proximité de Houdan et l'Hôpital gérontologique de Chevreuse.

Des soins aux patients aux fonctions administratives et techniques, les métiers au sein d'un hôpital sont variés et couvrent un large éventail de domaines. Les personnels formés à ces métiers sont essentiels pour le bon fonctionnement d'un hôpital et pour offrir des soins de qualité aux patients. Chacun de ces rôles nécessite des compétences spécifiques et contribue de manière unique à l'ensemble du système de santé hospitalier.

En tant qu'établissement de santé dévoué à fournir des soins de qualité à la population de Rambouillet et de ses environs, l'Hôpital de Rambouillet reconnait l'importance cruciale d'une communication efficace pour informer ses différents publics. En espérant que cet ouvrage y contribue…

PARTIE I
« ELLE EST GROSSE, ELLE DOIT AVOIR UNE HISTOIRE ! »

J'ai choisi de mener une étude à partir d'un panel de femmes opérées d'une chirurgie bariatrique dans notre établissement de santé en 2022 et 2023 pour repérage et détection des patientes victimes de violences dans le parcours de chirurgie bariatrique. Cette étude est détaillée dans la seconde partie de mon mémoire.

Afin d'aborder la notion de violences auprès des patientes et de recueillir leur parole, j'ai élaboré un questionnaire que j'ai soumis à mon équipe de chirurgie bariatrique pour validation.

Le questionnaire sur lequel je me suis appuyée pour interroger les patientes se trouve en Annexe 1.

Je vous laisse découvrir dans cette première partie le contenu de ces 41 témoignages anonymes recueillis au cours de mon enquête. J'ai tenté de retranscrire de manière précise et fidèle le contenu des échanges avec ces femmes opérées récemment d'une chirurgie bariatrique.

Je vous propose une immersion à travers ces récits bouleversants, un voyage où s'entremêlent authenticité et émotions.

Bien que je n'aie aucun doute quant à la véracité des propos tenus par les patientes lors des entretiens, j'ai utilisé le conditionnel employé de manière usuelle lors des recueils de témoignages.

PATIENTE 1

Témoin de situations de violences

La patiente déclare ne pas avoir été témoin de violences.

Victime de situations de violences

La patiente affirme avoir été victime une fois de violences obstétricales (dont des violences intra vaginales lors du passage de la sonde) lorsqu'elle était enceinte. Elle explique avoir subi de la part de la gynécologue échographe, exerçant dans une clinique privée sur Paris, des violences au cours de l'échographie morphologique du 1er trimestre (échographie effectuée entre 12 et 14 semaines d'aménorrhées). Ce médecin se serait montré violent physiquement. La patiente déclare avoir eu des bleus sur le ventre en sortant de l'échographie. Elle ajoute également avoir subi des violences psychologiques de ce médecin. Du fait de son obésité, le médecin aurait eu du mal à voir les images du fœtus et celui-ci se serait montré agacé et très désagréable. Elle aurait appris au détour de cette échographie qu'il n'y avait qu'un seul embryon alors que lors d'une première échographie faite plus tôt, un médecin lui avait annoncé une grossesse gémellaire. Ce médecin n'aurait montré aucune empathie envers la patiente qui était accompagnée de son mari.

Suite à ces violences, la patiente aurait choisi d'effectuer son suivi médical dans un autre établissement. Les équipes de la maternité de Port Royal, sensibles à ce que la patiente aurait vécu, auraient proposé à la patiente de participer à une étude de femmes enceintes en surpoids qui visait à améliorer les conditions d'échographie pour trouver la meilleure fréquence pour voir les images à l'échographie.

Elle aurait parlé de ces violences avec son mari et le service maternité, notamment avec la nouvelle gynécologue qui la suivait.

Elle n'aurait reçu aucun accompagnement pendant sa grossesse car cela se serait produit en 2020, en pleine période de COVID.

Du fait d'un début de grossesse difficile avec un risque de trisomie 21 avéré et un recours à l'amniocentèse, elle aurait rappelé la psychologue qui la suivait avant la grossesse pour évoquer les difficultés liées à la grossesse et notamment les violences obstétricales qu'elle aurait subies.

Elle aurait également relaté cet épisode dans un groupe de femmes brésiliennes en tant que modératrice afin d'informer et prévenir les autres femmes, cela par bienveillance.

Ces violences n'auraient pas impacté son alimentation. Elle aurait toutefois fait du diabète gestationnel et aurait eu un suivi minutieux pour contrôler ses glycémies.

La patiente évoque également avoir subi des violences psychologiques qui se seraient produites tout au long de sa vie dès l'adolescence par des remarques sur son poids, notamment une prononcée par un inconnu alors qu'elle mangeait une glace à Rio de Janeiro au Brésil lui revient à l'esprit, la voici : « Il ne faut pas manger, ça fait grossir ! ».

Elle déclare aussi se souvenir de remarques venant de sa famille, notamment de ses parents, mais jamais de la part de son mari confie-t-elle.

Elle aurait parlé de ces violences psychologiques lors de plusieurs thérapies.

Sa mère aurait beau avoir eu de bonnes intentions, elle explique que cela ne l'a pas aidée. Les thérapies qu'elle suivait lui auraient permis d'aborder le sujet plus tard avec sa mère et cela l'aurait aidée dans la pose de limites avec son entourage.

Ces violences psychologiques auraient eu un impact sur son alimentation. Elle évoque des périodes de diète pendant lesquelles elle se serait beaucoup restreinte et qu'elle aurait menées avec beaucoup de rigueur, s'en seraient suivies des périodes où elle aurait mangé abondamment et se serait sentie ensuite coupable. Elle aurait fini par ressentir une obsession permanente pour la nourriture. Elle évoque des problèmes de quantités qu'elle n'arriverait pas à contrôler. Néanmoins, elle suivrait une alimentation de qualité. Elle relate également des périodes d'hyperphagie.

PATIENTE 2

Témoin de situations de violences

La patiente affirme avoir été témoin de violences conjugales entre ses parents pendant l'enfance dans un contexte de séparation. Elle avait environ 7/8 ans.

Les violences auraient été occasionnelles.

Il s'agirait essentiellement de violences verbales qui se seraient répétées pendant cette période de divorce. Une dispute aurait dégénéré en violence physique.

La patiente explique qu'elle n'en aurait pas parlé car personne ne lui aurait posé la question jusque-là. Elle n'aurait eu aucun suivi dans le cadre de ces violences conjugales dont elle exprime avoir été témoin.

Elle déclare que son alimentation a été impactée, se réfugiant à cette époque dans la nourriture mais sans prise de poids.

Victime de situations de violences

La patiente affirme avoir été victime de violences conjugales. Il s'agirait de violences à la fois physiques et psychologiques par son ex-conjoint. Au quotidien, l'atmosphère dans laquelle elle aurait vécu était agressive, le tout aggravé par un climat social tendu du fait de problèmes financiers qui auraient engendré une tension avec des conflits permanents. On observe un manque de confiance au sein du couple de part et d'autre. Un cocktail propice à une « émulsion » de la violence, a confié la patiente. Elle aurait reçu plusieurs fois des claques et se serait fait pousser. Une fois, son conjoint aurait sorti un couteau. Elle aurait estimé que ce fut la fois de trop et aurait de suite quitté le domicile avec sa fille sous le bras. Ces violences seraient apparues après la naissance de son enfant.

Elle reconnait avoir accepté cette violence car celle-ci était « banalisée » à l'époque.

La patiente aurait porté plainte au commissariat et ne l'aurait pas retirée depuis.

La patiente aurait été contactée par le service médico légale de la police mais sans avoir bénéficié d'accompagnement particulier.

La patiente aurait perdu du poids dans le cadre de cette séparation. Elle se sentait mieux et de ce fait, cela aurait engendré une perte de poids de 20 kg. Elle aurait voulu accentuer la perte de poids avec le régime Dukan. A l'arrêt de ce régime, l'obésité aurait commencé. Elle pensait au démarrage de la prise de poids que celle-ci était en relation avec sa grossesse. La prise de poids aurait été conscientisée après la séparation. Elle se serait rendu compte par le biais des photos qu'elle avait reperdu son poids après la grossesse.

PATIENTE 3

Témoin de situations de violences

La patiente affirme avoir été témoin indirecte de violences physiques et psychologiques à l'âge adulte dans le cadre du travail.

Exerçant en tant que professeur des écoles, elle déclare recevoir des mamans parfois sous l'emprise de leur mari. Certains enfants rapporteraient les violences physiques subies par leur maman de la part de leur conjoint. Il serait arrivé plusieurs fois, lors de l'exercice de ses fonctions, qu'elle puisse s'interroger sur l'existence de violences ; elle n'aurait néanmoins jamais eu de témoignages directs. Il s'agirait uniquement de présomption.

Elle a fait part d'une situation marquante lors d'un remplacement dans une école, une maman ayant subi des violences aurait été mutique. Cette dernière, qui ne parlait pas français, aurait été prise en charge par l'institution pour lui apporter de l'aide face à cette violence.

La patiente en aurait parlé avec ses collègues et son entourage. Elle se serait sentie démunie et se serait interrogée sur la façon dont elle pouvait aider ces mamans en difficulté.

Elle n'aurait bénéficié d'aucun suivi mais aurait néanmoins évoqué cet évènement ultérieurement dans le cadre de son suivi avec sa psychologue.

Cet évènement n'aurait pas impacté son alimentation.

Victime de situations de violences

La patiente déclare avoir subi des violences psychologiques notamment de la grossophobie pendant son parcours scolaire durant l'adolescence et jusqu'à l'âge adulte dans le cadre de son activité professionnelle.

Cette dernière estime que les violences qu'elle aurait subies ne sont pas liées à son sexe mais à la condition de surpoids.

Depuis son opération de chirurgie bariatrique, elle observerait un changement de comportement des autres vis-à-vis de son nouveau poids. Elle aurait le sentiment d'être devenue plus intéressante, plus désirable et plus fréquentable. Elle aurait remarqué que le regard est différent lors de ses sorties au restaurant. Auparavant elle aurait été placée dans le fond, là où les clients ne pouvaient que très peu la voir contrairement aux clientes aux physiques plus avantageux qui seraient placées en « vitrine ». Elle verrait désormais le regard des autres changer sur son image.

Elle explique : « Au quotidien, c'est une lutte qu'on n'imagine même pas ! »

Cette violence se serait surtout exercée dans le cadre professionnel, mais également au collège et au lycée, non seulement par les autres enfants mais aussi par les professeurs de sport, qui seraient selon elle, à « éduquer ». Il s'agirait donc de violences répétées dont elle n'aurait pas parlé, par peur, gêne et honte.

Suite à ces violences, cette patiente aurait développé des troubles alimentaires à l'adolescence comme la boulimie avec une période de boulimie vomitive qui aurait perduré jusqu'à l'âge de jeune adulte. Elle aurait souffert d'hyperphagie avec le besoin de se remplir. Elle explique ne jamais avoir connu la faim ni la satiété. Depuis l'opération, la patiente ne perçoit ni la faim, ni ne ressent de plaisir. Elle déclare manger pour vivre et n'aurait quasiment plus de notion de plaisir dans l'alimentation. Cependant, elle déclare être très heureuse et se sent ravie d'avoir eu le droit à une seconde chance. Elle apprécie le fait de passer inaperçue dans la rue. Elle se perçoit confondue dans la masse et le regard n'irait plus vers elle comme cela était le cas auparavant. Elle se sent beaucoup moins handicapée de son corps et avoue que la vie est devenue plus facile, pour exemple des difficultés avec l'hygiène par la présence de plis sur son corps qui saignaient lors des toilettes lorsqu'elle était obèse.

PATIENTE 4

Témoin de situations de violences

La patiente affirme avoir été témoin une seule fois de violence conjugale. Il s'agirait d'un couple de la résidence dans laquelle elle vivait. Une femme aurait appelé au secours par la fenêtre. La patiente serait donc intervenue avec son conjoint pour aider cette dame. Le couple connaissant le père de l'agresseur, aurait donc appelé la famille de ce dernier pour que celle-ci puisse apporter de l'aide à ce couple en difficulté. L'enfant de ce couple présent au domicile serait également témoin de cette violence conjugale. La patiente n'a pas pu identifier le type de violences au sein du couple et n'a pas constaté de violence en direct.

Cette dernière n'en aurait pas parlé car il s'agirait, selon elle, du domaine privé. Elle en aurait discuté uniquement dans son couple, ne ressentant pas le besoin d'un suivi particulier suite à cet évènement.

Victime de situations de violences

La patiente déclare avoir vécu une fois une situation de violence physique au détour d'une dispute conjugale pendant laquelle son mari l'aurait bousculée violemment, entrainant une chute sur le sol. Elle en aurait parlé de suite à ses parents et déposé une main courante, sans pour autant ressentir le besoin d'avoir un suivi.

Du fait du grade de son mari, militaire de carrière, la main courante aurait été transmise à l'armée. Ce dernier aurait été informé par ses supérieurs du dépôt de la main courante ; néanmoins, celle-ci n'aurait pas été notifiée dans son dossier et n'aurait donc pas impactée sa carrière. Son mari aurait eu une prise de conscience suite à cette altercation et la violence ne se serait jamais reproduite. A ce jour, le couple serait toujours marié.

Cet épisode de violence n'aurait pas impacté son alimentation.

La patiente déclare être une femme de caractère. Italienne d'origine, elle affirme que dans sa famille, « la femme est en force » et qu'il existe une protection familiale où la bienveillance règne.

Elle expliquerait sa prise de poids conséquente à une immobilisation de la jambe qui aurait duré trois mois et par plusieurs grossesses (3 grossesses à terme + 2 Interruptions Volontaires de Grossesse dont une semblerait être une Interruption Médicale de Grossesse selon les dires de la patiente + 1 grossesse extra utérine). A cela s'ajouterait de la déprime et une hypothyroïdie[1] d'Hashimoto découverte en 2011.

---

[1] Glossaire

PATIENTE 5

Témoin de situations de violences

La patiente affirme avoir été une seule fois témoin de violences psychologiques en observant dans le cadre d'une sortie au restaurant une dame en très grand surpoids qui n'aurait pas pu prendre place car l'espace était trop étroit. Elle aurait vu les serveurs rigoler lorsque la dame serait sortie du restaurant et aurait trouvé cette scène affligeante pour la dame et son conjoint.

Victime de situations de violences

La patiente déclare que la première violence est la violence avec soi-même. Elle explique se violenter elle-même en ne se trouvant pas belle, en ne s'acceptant pas et en s'interdisant de faire des choses. Elle confie, en effet, s'être affligée beaucoup de privations lorsqu'elle était en situation d'obésité. Par exemple, elle se serait empêchée d'accompagner les sorties scolaires car elle ne se serait pas sentie en capacité physique de courir derrière les enfants. Elle se serait interrogée systématiquement sur sa capacité ou non à faire les choses et sur le fait que le contexte soit adapté à sa situation d'obésité (exemple : interrogation sur la fermeture des barrières de sécurité lors de sorties dans des parcs d'attraction). Elle se serait également empêcher d'aller à la piscine, ou encore de partir en vacances avec ses enfants. La patiente serait partie pour la première fois en vacances après l'opération, son fils était âgé de 8 ans et sa fille de 6 ans. Son poids était passé de 134 kg à 84 kg. La perte de poids lui aurait permis non seulement une reprise d'activité professionnelle, mais également de se sentir plus à l'aise dans sa vie sociale. On observe dans le discours de la patiente beaucoup d'autoflagellation et de dénigrement d'elle-même.

Elle déclare avoir souffert de violences psychologiques du monde extérieur en observant le dégoût et le mépris dans le regard des gens. Cela se serait produit de manière chronique. Elle n'en aurait pas parlé car elle estime avoir une famille « soutenante ».

PATIENTE 6

Témoin de situations de violences

La patiente confie avoir été témoin de violences à la fois physiques et psychologiques durant l'enfance entre ses parents. Il s'agissait essentiellement de violences physiques. Cela se serait produit plusieurs fois. Elle exprime que sa maman aurait souffert d'alcoolisme et que les violences conjugales parentales auraient duré jusque tard dans la nuit, 3-4 voire 5h du matin. En tant qu'aînée de la fratrie, elle se rappelle se mettre au milieu de ses parents pour les séparer, protégeant ainsi son petit frère de 4 ans. Elle aurait quitté le domicile familial à 20 ans. En grandissant, son petit frère aurait géré sa petite sœur pendant qu'elle se serait occupée à séparer ses parents.

Elle en aurait parlé à un infirmier en psychiatrie au Centre Médico Psychologique de Rambouillet au cours d'une thérapie qui aurait duré deux ans.

La nourriture serait devenue une addiction avec une prise de poids démarrée dès l'enfance. Elle exprime que la nourriture aurait été en lien avec « l'état de mal ». Le régime aurait eu un effet de yoyo pondéral. La patiente aurait entretenu un mauvais rapport envers la nourriture, l'alimentation considérée comme une échappatoire entraînant le regret et un sentiment de culpabilité.

Victime de situations de violences

La patiente exprime avoir été une enfant battue. Elle aurait subi des violences physiques et psychologiques quasiment quotidiennement par sa mère au cours de son enfance. Sa mère lui aurait fait comprendre qu'elle était « une grosse épine dans son pied ».

La patiente aurait eu recours à une thérapie pour toutes les violences vues et subies, commencée au moment où l'envie de maternité s'est fait sentir.

Elle aurait également subi des violences physiques et psychologiques à l'âge adulte par son conjoint, cela de façon régulière. Elle confie avoir eu le nez fracturé et l'épaule déboitée. Elle aurait fait deux tentatives de suicide.

Elle explique que la violence aurait fini par être réciproque dans le couple.

La patiente aurait accouché prématurément d'un fils à 37 SA du fait des violences subies pendant la grossesse avec des coups dans le ventre.

Elle fait part de deux conjoints tous deux violents.

Dans sa première relation, lors de la première violence, il y aurait eu séparation dans le couple et la violence n'aurait pas duré. Cependant, dans la deuxième relation, la violence aurait duré beaucoup plus longtemps du fait de l'isolement. Le déménagement en campagne aurait néanmoins été convenu conjointement. Elle exprime des reproches de son ex-conjoint et le fait que celui qu'elle appelle son « bourreau » se faisait passer pour la victime. Elle relate très explicitement son côté manipulateur avec inversion de la culpabilité.

Elle confie que sa sœur, elle aussi témoin de violences dans l'enfance, au même titre qu'elle, aurait été victime plus tard de violences conjugales et souffrirait également d'obésité.

PATIENTE 7

Témoin de situations de violences

La patiente déclare ne pas avoir été témoin de violences.

Victime de situations de violences

La patiente exprime avoir été victime de violences psychologiques, elle aurait notamment subi des violences verbales.

A partir de la classe de 6e au collège, elle aurait fait face à de nombreuses critiques par rapport à son poids par les autres élèves. Cela se serait produit quotidiennement et aurait duré dans le temps. Elle aurait même simulé être malade pour ne pas aller au collège.

Elle n'en aurait pas parlé pendant plusieurs années et aurait fini par le dire à sa mère à la fin de sa 3e. Ces violences seraient donc restées sous silence pendant toutes ces années de collège.

Elle n'aurait pas reçu d'accompagnement, faute d'y avoir pensé ; de plus, comme cela était caché, cela n'a pas été proposé.

Elle aurait également subi du harcèlement par une fille qui l'aurait suivie partout dans le collège jusqu'à l'enfermer dans les toilettes.

Le jour où elle en aurait parlé à sa mère, cette dernière serait allée voir le Conseiller Principal d'Education (CPE) et ces violences se seraient arrêtées du jour au lendemain.

Sa mère se serait doutée de quelque chose constatant la tristesse quotidienne chez sa fille.

La patiente ne pense pas que ces violences puissent avoir eu un impact sur son alimentation. Elle indique avoir toujours été une bonne mangeuse.

PATIENTE 8

Témoin de situations de violences

La patiente déclare ne pas avoir été témoin de violences.

Victime de situations de violences

La patiente exprime avoir été victime de violences.

Suite à l'évocation de violences, le téléphone a été raccroché.

J'ai tenté de joindre à plusieurs reprises la patiente. Le téléphone ayant de nouveau raccroché, nous n'aurons donc pas de précisions supplémentaires.

PATIENTE 9

Témoin de situations de violences

La patiente déclare avoir été témoin de violences psychologiques à l'âge adulte au travail ou parfois dans la rue. Dans le cadre du travail, il s'agirait de moqueries et de critiques. Ces violences auraient été exercées par des collègues, des patients en maison de retraite ou encore par des cadres de santé. Ces violences seraient fréquentes. Elle en discuterait avec ses collègues.

Victime de situations de violences

La patiente exprime avoir été victime de violences psychologiques au travail, notamment au début de sa carrière. Cette violence aurait été exercée par la cadre de santé et en lien direct avec son obésité. La cadre n'aurait pas voulu la stagiairiser car elle avait notion que l'obésité provoque des altérations du métabolisme et que cela engendrerait donc de l'absentéisme. Les syndicats ayant été informés par une aide-soignante qui aurait témoigné ont probablement joué un rôle en favorisant une amélioration des conditions de travail de la patiente puisque cette dernière aurait été stagiairisée et la cadre aurait présenté ses excuses.

La patiente aurait également fait face à des remarques au moment des pauses (petit-déjeuner en équipe ou déjeuner en salle de pause). Cela se serait produit quelques fois et la patiente en aurait parlé avec sa famille, avec des proches et à certaines collègues.

Elle exprime ne pas avoir eu recours à un accompagnement par peur des représailles et arrêt du contrat de travail. D'autre part, elle ne savait pas que les suivis psychologiques existaient.

Ces violences auraient eu un impact sur l'alimentation par la contrariété générée par celles-ci. A cela s'ajoutent des contrariétés familiales qui auraient également eu un impact avec l'apparition de grignotages. La patiente confie avoir fait face à une prise de poids considérable après son divorce en 1995, elle était alors âgée de 27 ans. Elle serait passée de 70 à 140 kg, de « maigrichonne » à « obèse » déclare-t-elle. Le divorce aurait généré un traumatisme sans qu'elle ne s'en rende compte.

PATIENTE 10

Témoin de situations de violences
La patiente déclare ne pas avoir été témoin de violences.

Victime de situations de violences
La patiente déclare ne pas avoir été victime de violences.

Obésité apparue après les grossesses.

PATIENTE 11

Témoin de situations de violences

La patiente déclare avoir été témoin de violences verbales et physiques à plusieurs reprises. Cela se serait produit au cours de son adolescence, dans la rue par des inconnus et au travail par des collègues. Elle n'en aurait pas parlé car elle se disait que ce n'était pas son « problème » ; néanmoins cela l'aurait impactée. Le fait de voir de la violence sur autrui à cause du physique aurait généré chez elle des peurs que cela lui arrive. Elle aurait craint se faire agresser ou subir des insultes à cause de son surpoids. C'est ainsi qu'elle aurait voulu avoir une maîtrise de son alimentation par le biais de régimes.

Victime de situations de violences

La patiente exprime avoir été victime de violences psychologiques dès l'enfance car elle était en surpoids. Elle déclare « être née en surpoids ». Elle aurait subi des violences verbales et des moqueries quotidiennement de l'adolescence jusqu'à son opération ayant eu lieu récemment.

Elle exprime « manger ses émotions ».

Sa fratrie est composée de 5 frères et sœurs, tous seraient en surpoids. Elle évoque que, peu importe les émotions, qu'elles soient positives ou négatives, elle mange. La nourriture apparait comme un lien rassurant.

Opérée en septembre 2022, la patiente ne subirait plus de moqueries depuis sa franche perte de poids en mai 2023. Elle entendrait maintenant des compliments et constaterait que davantage de personnes sont avenantes avec elle. Les personnes qui se seraient moquées d'elle depuis l'enfance se rapprocheraient d'elle comme des amis. Cela lui procurerait un sentiment de violence. Elle confie même que ce sentiment de violence serait plus important que les moqueries ou la violence physique.

Elle exprime avoir eu un refus à l'embauche lorsqu'elle était en situation d'obésité. Deux ans plus tard, elle se serait présentée avec le même Curriculum Vitae déposé en main propre dans la même entreprise, cette fois-ci elle aurait été recrutée. Elle en déduit que ses kilos ont été un frein à son embauche. Cela l'aurait profondément marquée.

Elle en aurait parlé à des amis, frères, sœurs et parents mais n'aurait pas ressenti le besoin d'un accompagnement. Elle n'aurait pas voulu « faire perdre du temps » à quelqu'un pour l'écouter. Elle pense qu'un psychologue la jugerait, il lui semble donc inutile d'en parler.

Les violences auraient eu des impacts sur l'alimentation sur plusieurs points : régimes restrictifs suivi de périodes de gavage. Au cours d'un repas avec une amie, elle aurait été confrontée à une remarque blessante. Elle aurait peu mangé devant son amie, puis se serait gavée le soir et la nuit. « Manger la tue », lui fait mal et la culpabilise, mais cela est incontournable d'avoir recours à ce comportement alimentaire, explique-t-elle. Elle parle de pulsion. Elle essaie aujourd'hui de se contrôler.

Elle serait suivie depuis la chirurgie bariatrique sur le plan psychologique pour les troubles du comportement alimentaire. Elle exprime « avoir peur de redevenir comme avant, de subir à nouveau des critiques et de ne plus trouver sa taille en magasin » et se le répèterait à longueur de journée. Elle compterait désormais les calories liquides et solides. Elle exprime une obsession pour la nourriture.

Elle entendrait des remarques de type « Attention, si tu manges ça, tu vas reprendre du poids ! ». Le plaisir occasionnel de la nourriture serait devenu culpabilisant. Elle explique très clairement qu'une forme de violence se serait développée par la culpabilité que ses proches peuvent lui faire ressentir en permanence. Sa mère, qui elle-même a procédé à une chirurgie bariatrique, ferait basculer ses propres peurs sur sa fille par volonté de se préserver elle et sa famille.

PATIENTE 12

Témoin de situations de violences

La patiente déclare ne pas avoir été témoin de violences.

Victime de situations de violences

La patiente déclare avoir été victime de violences physiques, verbales et psychologiques par son ex-conjoint, père de ses filles. Les violences seraient apparues dès le début de la relation lorsqu'elle avait 18 ans et se seraient produites plusieurs fois sur l'espace de 25 ans de vie commune. Elle aurait porté plainte et le dossier aurait été jugé au tribunal.

Elle n'en aurait jamais parlé car elle estimait que ça ne regardait personne.

Elle n'aurait pas reçu d'accompagnement car elle n'en aurait pas ressenti le besoin.

Elle explique ne pas avoir eu l'opportunité de quitter son conjoint car les enfants étaient trop petits. Elle indique avoir attendu que ses filles soient grandes pour partir.

Les violences qu'elle aurait subies n'auraient pas impacté son alimentation selon elle.

Son obésité aurait débuté en 2009 dans un cadre de problèmes au travail et rupture avec son conjoint. Elle explique avoir rencontré quelqu'un d'autre mais que cette relation n'aurait pas fonctionné. Par ailleurs, elle serait restée trois ans sans travailler du fait d'un accident qui aurait provoqué une fracture du tibia gauche et à laquelle se seraient ajoutés les ligaments croisés sur la même jambe. Cet accident aurait favorisé la sédentarité et l'aurait plongée dans la nourriture. Elle ajoute être sous antidépresseur du fait des violences qu'elle aurait subies.

PATIENTE 13

Témoin de situations de violences

La patiente pense avoir été témoin de violences de manière indirecte mais sans en avoir la confirmation. En se rendant à l'improviste chez une amie, collègue de travail, celle-ci lui aurait ouvert la porte en pleurant et lui aurait indiqué que ce n'était pas le moment car elle se serait disputée avec son conjoint. Quelques mois plus tard, cette même collègue serait arrivée sur son lieu de travail avec un cocard en prétextant un accident avec un râteau. A deux reprises, elle aurait eu des soupçons de violence. Elle en aurait parlé uniquement au sein de son foyer. Cela n'aurait eu aucun impact sur son alimentation.

Elle relate également une agression avec violence physique dans le train avant le COVID en 2019, elle était alors âgée de 48 ans. Elle aurait entendu crier « à l'aide » et aurait aperçu un jeune homme accompagné de sa petite amie se faire étrangler par un homme inconnu dans un wagon. Il était tard, environ 22h. Elle serait intervenue en criant et en tirant la sonnette d'alarme. L'agresseur aurait commencé à s'en prendre à la patiente et les forces de l'ordre seraient intervenues pour emmener l'agresseur au poste de police. Elle se rappelle avoir été choquée que la police demande à la victime de se rendre à l'hôpital par elle-même. Elle aurait raconté cet évènement à sa famille et au travail, n'aurait pas reçu d'accompagnement et cela n'aurait pas impacté son alimentation.

Victime de situations de violences

La patiente déclare ne pas avoir été victime de violences.

La patiente aurait repris son poids de forme après sa grossesse. Elle explique avoir pris du poids suite à sa perte d'emploi et de la « malbouffe » il y a une quinzaine d'années.

PATIENTE 14

Témoin de situations de violences

La patiente déclare avoir été témoin de violences une seule fois. Elle aurait aperçu une de ses amies se faire violenter physiquement par son conjoint. Le couple était en cours de séparation et cet homme, alcoolique de surcroit, n'acceptait pas la séparation. Elle aurait vu son amie, son bébé dans les bras, se faire frapper par son conjoint, laissant tomber l'enfant au sol. Auparavant son amie lui aurait parlé des violences qu'elle subissait. Par peur, elle lui aurait demandé de ne rien dire. Le fait de voir cette violence de ses propres yeux avec la mise en danger du bébé aurait conduit la patiente à appeler la police. Elle n'aurait parlé de cet évènement à personne d'autre. Elle n'aurait pas reçu d'accompagnement car elle n'en aurait pas ressenti le besoin. D'autre part, cet évènement n'aurait pas eu d'impact sur l'alimentation de la patiente. Après cet appel à la police, cet homme n'a a priori jamais récidivé.

Victime de situations de violences

La patiente déclare de prime abord ne pas avoir été victime de violences. Néanmoins lorsque je lui ai demandé à quelle période était apparue son obésité, elle m'a fait part de l'inceste qu'elle aurait subi dans l'enfance et qu'elle n'avait pas identifié ni assimilé à de la violence.

Elle aurait donc subi, au cours de son enfance, vers l'âge de 6 ans, de l'inceste de la part de son oncle (mari de la sœur de sa mère). Elle en aurait parlé après les faits à sa mère et à sa tante qui ne l'auraient pas crue et sa mère l'aurait giflée. Sa cousine (fille de cet oncle) l'aurait prise par la main, emmenée dans sa chambre en lui disant « Ne t'inquiète pas, moi je te crois. » Cela sous entendait dans l'esprit de la patiente que sa cousine avait, elle aussi, été victime de cet homme. Cette phrase serait restée dans sa mémoire jusqu'à ses 16 ans. Elle aurait fini par en parler ouvertement à cet âge-là à sa cousine qui lui aurait dévoilé qu'elle avait subi des attouchements sexuels répétés. Elle aurait découvert ce jour-là que sa sœur aurait également été victime deux fois d'inceste par cet oncle. Elle n'aurait reçu aucun accompagnement dans l'enfance ni dans l'adolescence puisqu'elle n'avait pas été crue par sa famille.

Les violences sexuelles auraient été évoquées pour la première fois par la patiente lors du parcours de chirurgie bariatrique à l'âge de 38 ans.

Jusque-là, la patiente n'avait pas établi le lien entre les violences sexuelles subies et son obésité. Elle a fini par réaliser qu'à partir de cet inceste à l'âge de 6 ans, elle s'était habillée comme un garçon et n'avait pas eu de petit ami jusque l'âge de 19 ans. Elle confie même que cela aurait engendré de la peur envers son père et son autre oncle.

Ces violences auraient impacté son alimentation par une prise de poids pour éviter de plaire aux hommes.

Depuis la mort de son oncle décédé des suites d'un cancer il y a 16/17 ans, elle confie s'être sentie libérée et aurait commencé à devenir féminine. Grâce à l'opération de chirurgie bariatrique, elle aurait développé sa féminité.

Tout cela aurait été conscientisé grâce à l'entretien avec notre psychologue au décours du parcours de chirurgie bariatrique qui a posé la question sur d'éventuelles violences subies.

Elle déplore que sa sœur soit décédée d'une embolie pulmonaire au mois de novembre, quelques mois après le décès de son oncle au mois d'août de la même année.

PATIENTE 15

Témoin de situations de violences

La patiente déclare ne pas avoir été témoin de violences.

Victime de situations de violences

La patiente exprime avoir été victime de nombreuses violences au cours de son existence.

Elle parle de violences conjugales. Il s'agirait de violences à la fois physiques mais surtout psychologiques, de façon très intense et régulière depuis avril 2015, soit plus de 8 ans.

La patiente aurait subi ces violences psychologiques dès le début de la relation de couple et aurait reçu des coups de son ex-conjoint pendant environ 3 à 4 ans. A l'arrêt des violences physiques, les violences psychologiques auraient perduré jusqu'au terme de la relation. La patiente aurait fait face à de nombreuses violences verbales. Elle indique avoir 18 ans lorsque la violence a débuté et celle-ci se serait arrêtée une semaine avant l'enquête, ce qui correspond à l'arrêt de la relation. Son ex-conjoint, père de ses deux enfants, alcoolique et addict aux jeux sportifs en ligne serait un homme sans gestion de ses émotions. Il se serait canalisé un peu pendant la période où le couple vivait chez les parents de celui-ci. Il lui aurait donné un coup ou deux de temps en temps avec des périodes de rémission. Les parents de monsieur étaient au courant mais n'auraient rien dit. La patiente déclare ne pas avoir eu le droit de se maquiller sauf lorsqu'elle avait un cocard. La patiente exprime être restée par besoin et nécessité. Cela lui aurait permis de garder ponctuellement les enfants. Elle lui aurait demandé de partir, mais il n'aurait accepté que lorsqu'elle lui aurait annoncé qu'elle avait rencontré quelqu'un d'autre.

Sa famille et ses amis auraient été au courant de cette violence. Elle confie s'être éloignée volontairement des amis car ils seraient néfastes.

Elle n'aurait pas reçu d'accompagnement. Néanmoins, elle aurait rencontré une fois un psychologue dans le cadre d'une tentative de suicide. Sous pression de son conjoint, elle déclare ne rien avoir exprimé.

Les violences subies auraient probablement impacté son alimentation, mais elle ne s'en rend compte que maintenant. Elle indique qu'après son travail, il arrivait fréquemment qu'une dispute explose le soir et qu'elle fasse ainsi un repas très copieux et en grosse quantité tard le soir. Elle se serait sentie à ces moments précis comme dans une bulle fermée. Les grosses quantités ingérées étaient quotidiennes.

Après l'opération de chirurgie bariatrique, la patiente se serait rendu compte qu'elle avait tendance à manger en plus grosse quantité après chaque dispute.

Elle affirme également avoir été victime de violences psychologiques dans l'enfance et au cours de son adolescence.

Elle indique que son père biologique ne l'aurait jamais reconnue. Son beau-père l'aurait reconnue lorsqu'elle avait 8 mois, elle déclare cependant avoir observé des différences avec la fratrie pendant l'adolescence dont elle exprime avoir souffert. Elle aurait retrouvé son père biologique à l'âge de 15 ans, mais cela aurait engendré beaucoup d'histoires au sein de la famille.

Elle aurait subi beaucoup de violences psychologiques de sa mère jusqu'à son départ de la maison lorsqu'elle avait 18 ans. Sa mère l'aurait traitée régulièrement de « pute ». Elle aurait commencé à consommer de l'alcool pendant le collège et aurait été placée en foyer de ses 15 à 18 ans. Pendant cette période, elle consommait de façon chronique de l'alcool qu'elle décrit « festif ». Elle aurait ainsi redoublé sa 3e.

Elle aurait subi des attouchements sexuels à ses 18 ans par le petit ami de sa tante. Avant ces attouchements, cet oncle par alliance aurait sali sa réputation comme pour « préparer le terrain ». La patiente décrit un comportement manipulateur de son agresseur qui soufflait le chaud et le froid. On retrouve également une inversion de culpabilité par des phrases qu'il prononçait du type « Ta tante est d'accord ». Elle aurait subi ces attouchements pendant 4 ou 5 mois à son domicile. Elle décrit une bonne entente avec son oncle et se serait sentie déstabilisée du fait du lien affectif avec cet homme qu'elle connaissait depuis l'âge de 8 ans. Elle déclare savoir que ce n'était pas normal mais elle fait référence à une dépendance affective par le lien familial. Cet homme aurait cherché le consentement de sa nièce. Du fait de ses refus permanents, elle estime ne pas avoir été violée.

Les violences vécues auraient donc été multiples : de la part de sa mère jusqu'au départ du domicile familial, de son oncle pendant 4/5 mois et de son ex-conjoint pendant plus de 8 ans.

Les violences subies par sa mère et son oncle auraient été mentionnées à son ex-conjoint.

Elle aurait eu un suivi psychologique ponctuel pendant l'adolescence à son initiative et parfois à l'initiative du foyer dans lequel elle a vécu.

Elle déclare qu'il est arrivé qu'elle demande à son ex-conjoint de la taper plutôt que de se faire insulter. Elle raconte avoir pris une fois un couteau, sous l'impulsion d'une envie de tuer son ex-conjoint et de l'avoir planté dans le matelas. Elle en aurait parlé à sa mère. Dans la foulée, elle aurait été internée pendant deux semaines. La patiente exprime avoir pensé qu'elle était « folle ».

Elle aurait réalisé une mini thérapie salvatrice à l'âge de 23 ans par hypnose qui lui aurait permis de soigner ses traumatismes.

Elle décrit avoir l'estomac noué depuis la fin de la relation avec son ex-conjoint et déclare très peu s'alimenter, ce qui a généré la perte de 5 kg en une semaine.

La patiente exprime ne pas se rendre compte de la violence du fait d'avoir toujours baigné dedans. Elle avait conscience que cela n'était pas normal mais avait l'espoir que la violence cesse.

Elle exprime que sa formation d'aide-soignante, sa perte de poids et l'obtention de son permis de conduire la tire vers le haut.

Elle ne fait pas de lien direct entre les violences subies et l'obésité. La prise de poids aurait démarré vers 16-17 ans. La patiente pratiquait le sport depuis l'enfance et aurait cessé d'en pratiquer lorsqu'elle se serait mise en couple. Elle aurait pris 40 kg à cette période.

PATIENTE 16

Témoin de situations de violences

La patiente déclare avoir été témoin de violences physiques et psychologiques à l'âge adulte dans les transports en commun. Cela se serait produit quelques fois mais elle observe avec regret que ces phénomènes de violences augmenteraient depuis quelque temps. Elle en aurait parlé avec sa famille mais n'aurait pas eu recours à un accompagnement. Cela n'aurait pas impacté son alimentation.

Victime de situations de violences

La patiente déclare avoir été victime une fois de violences psychologiques durant son adolescence par un professeur du collège privé qu'elle fréquentait en 5e. Elle rapporte que ce professeur lui aurait dit qu'elle ne ferait jamais rien de sa vie avec un frère en prison. Elle aurait gardé le silence pendant longtemps. Elle aurait fini par en parler à son mari lorsqu'elle a passé le baccalauréat à l'âge de 35 ans. Ses parents ne l'auraient jamais su. Cela n'aurait pas eu de répercussion sur son alimentation.

Son obésité aurait démarré vers ses 30 ans, après la naissance de son enfant, lorsqu'elle a rencontré des problèmes ORL et qu'elle a été contrainte de prendre plusieurs médicaments, notamment de la cortisone durant 3 ans. Elle aurait pris 15 kg en 3 ans. Cette prise de poids aurait engendré des problèmes de dos, nécessitant la prise de médicaments, augmentant ainsi la prise de poids. La patiente décrit une dépendance médicamenteuse pendant plusieurs années. A ce jour, elle ne prendrait que très peu d'antidouleurs.

Elle explique subir de la violence de sa mère atteinte de la maladie d'Alzheimer qui aurait tendance à devenir violente du fait de la maladie. Il arriverait que sa mère puisse dire « Voilà la chieuse ! » lorsque sa fille lui rend visite.

Elle décrit également des conflits familiaux avec ses beaux-parents et notamment sa belle-mère.

Elle aurait subi une fois de la violence physique à l'âge adulte par son beau-fils dont elle s'occupait depuis l'âge de 1 an. A 16 ans, alors que son beau-fils était sous l'emprise d'alcool et drogue, une dispute aurait éclaté entre le beau-fils et la belle-mère. Elle lui aurait adressé une claque pour le calmer et celui-ci lui aurait rendu un coup de poing qui aurait généré 5 dents descellées, ainsi qu'une fracture des maxillaires.

Elle n'aurait eu recours à aucun accompagnement et ces violences n'auraient pas eu d'impact sur son alimentation.

PATIENTE 17

Témoin de situations de violences

La patiente déclare avoir été témoin de violences à l'âge de 33 ans, exercées par des soignants dans le cadre du travail. Elle décrit des violences obstétricales qui se sont produites plusieurs fois mais qui restent, néanmoins, rares. Elle aurait fait part des violences constatées (non prise en compte de la douleur de la femme) à la hiérarchie et le médecin aurait été renvoyé.

Elle relève également, de manière assez rare, des violences intrafamiliales qui correspondent à des violences verbales, à tendance rabaissantes, de son père envers sa mère du type « C'est moi qui fait bouillir la marmite à 80% ! », ce qui signifiait que sans lui rien n'était possible.

Elle n'en aurait pas parlé immédiatement. C'est lors d'un suivi, plus tard, qui n'était pas ciblé sur ces violences, qu'elle aurait verbalisé ces faits.

Ces violences auraient eu un impact dans la mesure où l'image de la femme a été dégradée et n'était absolument pas mise en valeur. Elle relate même qu'« Une femme c'est de la merde ! ». Cette image dévalorisante de la femme a contribué à une perte d'estime de soi.

Victime de situations de violences

La patiente exprime avoir été victime de violences psychologiques de son père qui usait, à plusieurs reprises, de violences verbales.

Elle déclare également avoir subi des violences psychologiques à l'adolescence de la part de ses petits-amis qui l'ont humiliée à plusieurs reprises. Elle avoue n'en avoir jamais parlé à personne et déclare que je suis la première personne à qui elle se confie. Ces échanges avec la patiente sont chargés d'émotions.

Elle indique avoir eu recours à un suivi psychologique suite à une grosse dépression du post-partum après la naissance de son enfant. A cela s'ajoutait fatigue, COVID contracté et beaucoup de gardes. Elle décrit un épuisement à cette époque. Ce suivi aurait duré 6 mois auprès d'un psychiatre. Elle n'aurait pas évoqué durant ce suivi les violences dont elle a été témoin et victime.

Les réflexions sur son poids et sur ce qui a trait à l'alimentation dont elle aurait fait l'objet auraient favorisé des excès dans l'alimentation et engendré un yoyo pondéral.

La patiente aurait pratiqué la gymnastique en fin de primaire et le club l'aurait fait monter sur la balance devant tout le monde. Cela aurait causé de l'angoisse chez la patiente qui se comparait aux autres.

Elle n'aurait eu, au départ, pas réellement de problème de poids. Le fait de se peser systématiquement sans conseils diététiques a été considéré comme extrêmement violent par la patiente.

Le facteur poids aurait commencé à devenir une obsession.

A cela s'ajouterait une pression parentale, plus particulièrement en rapport à l'alimentation sous forme de remarques. Cette pression aurait favorisé la focalisation sur le poids.

Vers les classes de 4e/3e la patiente décrit l'apparition de très gros troubles du comportement alimentaire de type boulimie/vomissement.

La patiente indique une grosse prise de poids pendant ses années d'études à la faculté lorsqu'elle n'aurait plus eu le temps de pratiquer du sport.

A l'heure actuelle, la patiente confie avoir encore quelques phases de boulimie/vomissements mais de façon très occasionnelle, à hauteur de 5 épisodes depuis l'opération il y a un an, ce qui n'a plus rien à voir avec les 7 fois par jour pendant ses études.

La patiente aurait été diagnostiquée Haut Potentiel Intellectuel (HPI) très tard en 2021. La demande se serait faite à l'occasion d'un bilan de compétences dans le cadre d'une reconversion professionnelle. Elle aurait appris sur le tard par sa mère que l'école aurait voulu la faire sauter de classe. Elle se rend compte aujourd'hui des très belles compétences dont elle est dotée, notamment pour le piano.

PATIENTE 18

Témoin de situations de violences

La patiente déclare ne pas avoir été témoin de violences.

Victime de situations de violences

La patiente déclare ne pas avoir été victime de violences.

Obésité apparue après les deux grossesses.

PATIENTE 19

Témoin de situations de violences

La patiente déclare ne pas avoir été témoin de violences.

Victime de situations de violences

La patiente déclare avoir été victime de violences psychologiques au cours de son adolescence, notamment des moqueries lorsqu'elle était au collège par des élèves qui n'étaient pas dans sa classe. A plusieurs reprises, elle aurait subi des insultes sur son aspect physique du fait qu'elle sortait de la « normalité ». Elle se rappelle avoir entendu des propos tels que « Oh, la grosse ! », ce à quoi elle ajoute « Comme si c'était un choix de notre part d'être comme ça ! ». A l'âge adulte, les insultes ont laissé place à des regards insistants. Elle souligne que malheureusement certaines personnes ont honte de côtoyer des personnes obèses. Elle affirme se fondre dans la masse depuis qu'elle a retrouvé une taille quasi « normale ». Son groupe d'amis serait resté fidèle et n'aurait jamais émis aucun jugement sur son poids. La patiente aurait parlé de ces violences psychologiques avec ses parents au cours de son adolescence et avec la psychologue lors de son parcours de chirurgie bariatrique. Elle n'aurait reçu aucun suivi et indique avoir pris sur elle. Ces violences n'auraient pas impacté son alimentation. En revanche, son affect et son moral auraient été impactés. Elle exprime que ce sont ces personnes violentes qui sont à bannir et non elle. La patiente fait preuve d'une très grande maturité.

La patiente explique avoir également subi des violences psychologiques par le corps médical du fait de son obésité par des remarques, des jugements mais également un manque d'écoute et d'échange. Un médecin aurait employé des mots qui ont blessé la patiente, à savoir « Ah, vous avez de la graisse qui pend ! », ce à quoi elle aurait rétorqué « C'est pour ça que je suis là aujourd'hui ! ».

PATIENTE 20

Témoin de situations de violences
La patiente déclare ne pas avoir été témoin de violences.

Victime de situations de violences
La patiente déclare ne pas avoir été victime de violences.

Obésité apparue dès l'enfance avec yoyo pondéral.

PATIENTE 21

Témoin de situations de violences
La patiente déclare ne pas avoir été témoin de violences.

Victime de situations de violences
La patiente déclare ne pas avoir été victime de violences.

Obésité apparue après la première grossesse. Deux grossesses et une fausse couche ont favorisé la prise de poids.

PATIENTE 22

Témoin de situations de violences

La patiente déclare ne pas avoir été témoin de violences.

Victime de situations de violences

La patiente déclare avoir été victime de violences à la fois psychologiques et physiques. Elle exprime avoir été plusieurs fois poussée contre les murs par son ex-beau-père (beau-père de son ex-conjoint). Cela se serait produit de façon régulière de ses 19/20 ans à ses 23 ans. La violence se serait arrêtée lorsqu'elle a quitté son conjoint. Les violences psychologiques sont quant à elles nombreuses. Son beau-père lui aurait coupé la ligne de téléphone fixe, caché les colis qu'elle recevait, jeté son courrier et ne lui aurait pas adressé la parole ou seulement pour l'agresser. Elle vivait alors chez la mère de son ex-conjoint. Elle n'en a pas parlé parce qu'elle vivait chez lui et par peur des représailles. Cet homme avait par ailleurs, aux dires de la patiente, un comportement bizarre à l'extérieur. Il aurait menacé son employeur avec un cutter et généré de la peur chez tout le monde. La mère de son ex-conjoint serait restée avec lui par peur et par obligation familiale (deux enfants nés de cette union). Ces violences auraient impacté son alimentation. Elle décrit s'être engouffrée dans la nourriture pendant toute cette période de cohabitation à cause de cette situation extrême.

PATIENTE 23

Témoin de situations de violences

La patiente déclare avoir été témoin de violences psychologiques.

Elle décrit le petit ami de sa cousine qui, lors d'une sortie au restaurant, aurait demandé à sa cousine d'arrêter de manger sous peine de grossir en ajoutant qu'il n'aimait pas les grosses. Cela se serait produit une fois sous ses yeux et aurait généré de l'anorexie chez sa cousine.

La patiente avait environ 28 ans lors des faits.

Elle en aurait parlé avec sa cousine et avec son mari. Après cet évènement, elle aurait pris des nouvelles de sa cousine en la contactant tous les deux jours pour savoir comment elle allait et aurait maintenu le contact jusqu'à la rupture pour lui témoigner une forme de soutien.

Elle n'aurait reçu aucun accompagnement et ces violences n'auraient pas impacté son alimentation.

La patiente décrit encore du harcèlement scolaire sur sa fille cadette qui serait survenu en classe de 2nde au lycée et qui aurait été exercé par le professeur principal. Cette situation aurait déclenché une phobie scolaire chez sa fille et un redoublement. Cette dernière aurait subi des violences psychologiques qui auraient démarré au mois de novembre, soit deux mois après la rentrée scolaire et se seraient déroulées tout au long de cette année scolaire.

Elle en aurait parlé avec sa famille pour venir en aide à sa fille. Son frère aîné aurait été très présent ainsi que son autre frère. Sa fille aurait eu un suivi auprès d'un psychiatre et cela n'aurait pas impacté son alimentation.

La patiente explique être le pilier de sa famille. L'idée sous-jacente de rentrer dans le parcours de chirurgie bariatrique a été renforcée suite à ce harcèlement scolaire.

Néanmoins, elle explique que ses kilos n'ont jamais été un frein et que son surpoids n'a jamais été une entrave à ses envies.

Elle ajoute que son deuxième fils aurait fait l'anorexie du nourrisson et que, c'est à ce moment-là, qu'elle aurait pris du poids. Elle était à la maison et n'avait plus de plaisir à cuisiner et serait alors tombée dans la « malbouffe ».

Victime de situations de violences

La patiente déclare avoir été victime de violences physiques et morales à l'âge de 22 ans par son ex-conjoint, « géniteur » de son fils aîné. Les violences conjugales seraient apparues après la naissance de leur enfant. Cet homme, de nationalité allemande, aurait voulu l'expatrier en Allemagne. La mère de son ex-conjoint aurait voulu qu'elle avorte lorsque la patiente a découvert la grossesse tardivement à 5 mois et demi de grossesse alors qu'elle était sous pilule. Les violences auraient débuté à partir du moment où la patiente refusait de partir vivre en Allemagne. Son ex-conjoint l'aurait ruée de coups et l'aurait menacée de tuer leur enfant si elle le quittait. Elle explique avoir rendu les coups dans le cadre de la légitime défense.

Elle en aurait parlé avec sa meilleure amie qui l'aurait incitée à porter plainte. Le lendemain, son amie l'aurait conduite au commissariat de police mais le policier n'aurait pas pris la plainte.

Elle aurait contacté de suite une avocate rencontrée dans le cadre de la garde d'enfants (interventions à son domicile pour garder les enfants de cette famille). Cette femme l'aurait aidée en la dirigeant immédiatement vers une avocate spécialisée dans les violences conjugales. Cette avocate l'aurait accompagnée le soir même au commissariat de police pour porter plainte. De plus, un courrier aurait été écrit au procureur pour dénoncer le policier qui n'aurait pas pris la plainte.

Elle en aurait parlé par la suite avec ses parents. Sur le moment, elle ne voulait pas les inquiéter.

Afin que la patiente ne le quitte pas et qu'elle retire sa plainte, son ex-conjoint aurait menacé de « balancer » son fils du 5e étage en le suspendant dans le vide. La patiente serait allée chercher de l'aide chez la voisine qui aurait raisonné son ex-conjoint.

Suite à cet évènement, elle se serait réfugiée chez ses parents avec son fils.

Elle n'aurait reçu aucun accompagnement car la seule chose qui lui importait était de protéger son fils en se mettant en sécurité.

Cet homme aurait été déchu de ses droits parentaux en France et serait parti se réfugier au Portugal.

Il aurait porté plainte à trois reprises au Portugal : une première fois pour soustraction d'enfant, une seconde fois pour maltraitance d'enfant et une troisième fois pour maltraitance sur leur fils par son mari actuel. A chaque plainte, l'ambassade du Portugal aurait géré les audiences à distance sans qu'elle ait besoin de se déplacer au Portugal.

Il n'aurait jamais revu son fils entre l'âge de 14 mois jusqu'à ses 17 ans. A l'initiative de celui qu'elle appelle le « géniteur » de son fils, ce dernier serait entré en contact avec lui et l'aurait croisé une fois ; néanmoins leur fils âgé aujourd'hui de 29 ans n'aurait pas souhaité entretenir de relation avec lui.

La patiente indique que ces violences auraient impacté son alimentation dans la mesure où elle ne mangeait que très peu car elle ne ressentait pas la faim. La nourriture était optionnelle du fait que son esprit était trop occupé à prendre sa situation en main.

La patiente décrit des personnes bienveillantes dans son entourage qui auraient contribué à lui apporter de l'aide tout au long de sa vie.

PATIENTE 24

Témoin de situations de violences

La patiente déclare ne pas avoir été témoin de violences.

Victime de situations de violences

La patiente déclare avoir été victime de violences verbales en rapport avec l'obésité depuis son adolescence et jusqu'à l'âge adulte. Cette violence aurait été exercée par des collégiens et des adultes. Dans les magasins elle aurait fait l'objet de remarques extrêmement violentes. Une vendeuse aurait prononcé devant la cliente qui souffrait d'obésité « Tiens, voilà du boudin ! ». C'est donc son obésité qui aurait amené une forme de violences.

La patiente se serait réfugiée dans la nourriture à l'âge de 14 ans, lors du décès de son papa. Elle explique avoir comblé l'absence de son père avec la nourriture et indique que c'est la seule chose qui la réconfortait. Sa mère n'aurait exprimé aucune compassion et lui aurait dit « Ton père est mort, maintenant tu n'as plus qu'à te tenir à carreau ! ». Sa maman n'était pas câline et accaparée par son travail. Elle exprime avoir été la chouchoute de son papa parce qu'elle était la petite dernière de la fratrie.

Les violences psychologiques de nature grossophobe dont elle a été victime se seraient répétées tout au long de son existence. Elle aurait souffert d'être mise à l'écart, de ne pas être invitée au cinéma, aux sorties ou encore aux booms et parle de son sentiment d'exclusion pour ne pas être rentrée dans le moule du fait de son côté « hors norme ».

La patiente aurait fait part de ces violences psychologiques à des psychologues, médecins, nutritionnistes et diététiciens. Cependant, elle n'en aurait pas vraiment parlé avec son entourage.

Elle confie que ces violences auraient eu un impact sur son alimentation. Elle aurait réalisé plusieurs régimes avec pour effet un yoyo pondéral.

Elle évoque également les injonctions alimentaires de l'entourage familial, notamment de ses parents, telles que « Finis ton assiette ! », qu'elle aurait elle-même inculquées à ses enfants.

Elle explique que son médecin généraliste se serait montré violent psychologiquement envers elle lorsqu'elle le consultait en raison de douleurs. Il ramenait systématiquement sa souffrance à l'obésité, lui parlait de manière virulente sur son poids et ne lui aurait proposé aucune solution.

PATIENTE 25

Témoin de situations de violences

La patiente déclare ne pas avoir été témoin de violences.

Victime de situations de violences

La patiente déclare avoir été victime de violences physiques et verbales par les 4 conjoints qu'elle a fréquentés.

Dans sa vie de couple, la violence serait apparue après la naissance de son deuxième enfant. Elle était alors déjà en situation d'obésité. Elle déclare avoir riposté à la violence et que plus elle ripostait, plus monsieur serait devenu violent. Son conjoint, père de ses enfants, était alcoolique. Les violences dans le couple auraient été répétées. Elle aurait porté plainte mais l'aurait retirée du fait que son conjoint l'ait menacée de mort. Elle explique que son conjoint savait taper là où ça ne faisait pas de marques pour que les coups ne se voient pas. Un jour il l'aurait étranglée. Cela se serait produit pendant l'été, elle aurait alors été contrainte de porter un col roulé pour cacher les marques sur son corps. Sa patronne, attentive, aurait relevé le port de col roulé en plein été, c'est ainsi qu'elle en aurait parlé avec son employeur et que cela lui aurait libéré sa parole. Sa patronne l'aurait incitée à porter plainte. Elle en aurait également parlé avec des collègues de travail et avec le patron de son mari car elle faisait des extras chez lui (travail dans la restauration). Elle aurait vu un médecin dans le cadre de la plainte déposée mais elle n'aurait reçu toutefois aucun accompagnement, selon sa volonté. Elle se serait séparée, mais la violence se serait reproduite avec ses 3 autres conjoints. Elle se serait séparée de son dernier conjoint il y a deux ans. Depuis, elle ne vivrait plus aucune situation de violence.

Ces violences auraient eu un impact sur son alimentation. Elle explique s'être réfugiée dans la nourriture. Il apparaît également que sur une fratrie de 7 enfants, 3 auraient eu recours à la sleeve, à cela s'ajouteraient 2 nièces et enfin sa fille qui commencerait le parcours de chirurgie bariatrique.

PATIENTE 26

Témoin de situations de violences
La patiente déclare ne pas avoir été témoin de violences.

Victime de situations de violences
La patiente déclare avoir été victime de violences physiques et psychologiques par le corps médical à deux reprises au cours d'une hospitalisation après une intervention chirurgicale, par une infirmière et par une aide-soignante. L'une des soignantes lui aurait jeté des lingettes d'eau froide et l'aurait poussée dans le lit en lui faisant des remarques désobligeantes car elle avait uriné dans le lit et qu'il fallait changer les draps. Elle en aurait parlé à la secrétaire médicale, au chirurgien et avec une psychologue. Cela aurait eu un impact sur son alimentation dans la mesure où ces violences l'ont énervée et que lorsqu'elle ressent de la colère, cela favoriserait des compulsions alimentaires.

PATIENTE 27

Témoin de situations de violences

La patiente déclare avoir été témoin de violences physiques. Elle aurait constaté des violences physiques de la part du conjoint d'une de ses amies. Cela se serait produit 2/3 fois sous ses yeux à l'âge adulte. Elle en aurait parlé avec son amie qui a fini par quitter son conjoint parce que celui-ci l'aurait trompée. La patiente n'aurait pas eu besoin d'accompagnement et ces violences n'auraient pas impacté son alimentation.

Victime de situations de violences

La patiente déclare avoir été victime de violences physiques et psychologiques quelques fois. Ces violences se seraient exercées dans le cadre de violences conjugales. La patiente aurait été en relation amoureuse avec un homme qui avait un enfant et qui menait une double vie sans qu'elle le sache. La semaine il était chez la patiente et le week-end chez sa femme. Il serait arrivé qu'elle se fasse insulter une fois par l'enfant de cet homme et qu'elle riposte en lui mettant une gifle. C'est à ce moment-là que son conjoint serait devenu hystérique et se serait mis à la battre. Le fils de la patiente, âgé de 18 ans au moment des faits, aurait été présent au domicile lorsque cela se serait produit. Il jouait dans sa chambre à la PlayStation et n'aurait pas entendu ce qu'il se passait dans la maison. Le conjoint de la patiente lui aurait donné un coup de poing. Elle aurait crié « Au secours ! ». Son fils aurait mis du temps à réagir mais quand il a réalisé l'état de sa mère il aurait appelé les pompiers. Les pompiers et la police seraient intervenus. Elle aurait eu 3 semaines de contusions, le nez fracturé, des fractures au niveau des dents, ainsi que 4 mois d'ITT (Interruption Temporaire de Travail).

La patiente indique qu'il serait également arrivé quelques fois que son conjoint lui crache dessus, qu'il l'insulte ou encore qu'il lui jette de la nourriture dessus. Elle n'en aurait pas parlé par sentiment de honte, finissant tout de même par en parler avec sa mère après les multiples fractures. Elle garderait des séquelles physiques de cette violence avec la mise en place d'une plaque permanente sous l'œil qui irait jusqu'au-dessus de son nez et qui tendrait à lui rappeler ce souvenir à vie. La patiente n'aurait pas porté plainte car elle avait peur. Elle en aurait également parlé à sa sœur et à sa psychologue. Elle aurait eu un accompagnement depuis plusieurs années, environ 5 ans et qui perdurerait à raison de 2 consultations par mois.

Ces violences auraient impacté son alimentation. Elle se serait mise à manger en quantité et sans prêter attention à la qualité de la nourriture afin de combler le manque d'amour.

Elle décrit un deuxième conjoint pervers narcissique qui lui aurait répété « T'es moche ! T'es pas assez mince ! », alors qu'elle pesait 47 kg. Après cette relation elle s'est retrouvée à 91 kg en l'espace de 2 ans.

La patiente déclare avoir toujours été attirée par les « bad boys ». Elle aurait subi toutes sortes de remarques désobligeantes sur sa personne : moche, maigre, grosse, seins qui pendent, etc. Ces deux partenaires lui auraient en permanence reproché quelque chose ou lui auraient réclamé de l'argent. Elle se dit avoir été « sous l'emprise » de ces hommes. Elle décrit exactement le processus du cycle de la violence avec des hommes qui lui en mettaient plein la vue, des disputes qui tournaient à la violence, des périodes de rémission avec « lune de miel » et de nouveau le cycle qui recommençait sans fin. Ces relations auraient duré 5 ans chacune.

La patiente fait part d'addictions liées à plusieurs types de drogues et à l'alcool de ses deux anciens conjoints.

Elle indique néanmoins que le père de son fils, fréquenté plus jeune, n'a jamais été violent. Elle aurait fait une grosse dépression après la rupture avec cet homme qui aurait nécessité une hospitalisation en clinique de santé mentale. Elle explique avoir eu des pensées suicidaires qui reflétaient en réalité un appel à l'aide.

La patiente aurait parlé de ces violences à sa patronne, avec laquelle elle aurait créé des liens d'amitié.

Elle explique qu'avant d'être grosse, elle était mince et avait à cette période un jugement sur les personnes « grosses ». Elle exprime avoir changé son regard sur ces personnes obèses et pense maintenant « Elle est grosse, elle doit avoir une histoire ! ».

PATIENTE 28

Témoin de situations de violences

La patiente déclare avoir été témoin de violences verbales dans la vie de tous les jours. Cela se serait notamment produit une fois sur un parking. Elle aurait été surprise de voir un homme violent verbalement envers sa conjointe sur cette voie publique.

Elle en aurait parlé avec ses collègues mais n'aurait cependant pas ressenti le besoin d'un accompagnement et cet évènement n'aurait pas eu d'impact sur son alimentation.

Victime de situations de violences

La patiente déclare ne pas avoir été victime de violences.

PATIENTE 29

Témoin de situations de violences
La patiente déclare ne pas avoir été témoin de violences.

Victime de situations de violences
La patiente déclare ne pas avoir été victime de violences.

Obésité apparue dans le cadre du diabète.

PATIENTE 30

Témoin de situations de violences

La patiente déclare avoir été témoin de violences psychologiques à l'âge adulte par son beau-père sur sa belle-mère.

Elle suppose qu'il y ait eu des violences physiques puisqu'elle aurait entrevu sa belle-mère amochée.

Elle aurait observé l'emprise que son beau-père exerçait sur sa belle-mère lorsqu'elle les invitait dans sa maison. Son beau-père lui aurait parlé avec agressivité très régulièrement et lui aurait donné des ordres devant tout le monde du type « Sers-moi ! ». Sa belle-mère aurait vécu de cette façon pendant 43 ans puis elle aurait fini par faire le choix de divorcer en apprenant un cancer du sein, qui aurait servi de déclic. Depuis cette séparation, la patiente hébergerait sa belle-mère qui retrouverait la joie de vivre.

La patiente aurait parlé de ces violences psychologiques avec ses collègues et ses parents, elle n'aurait toutefois pas ressenti le besoin d'être accompagnée. Cela n'aurait pas impacté son alimentation.

Victime de situations de violences

La patiente déclare avoir été victime de violences psychologiques lorsqu'elle avait 21/22 ans par un ex-conjoint. Ces violences se seraient exercées quotidiennement. Elle n'en aurait pas parlé car elle était amoureuse. Elle explique qu'au début « ce n'était pas méchant ». Cela aurait duré 5 ans. Cet homme aurait eu l'art d'utiliser des mots blessants qui piquaient à vif.

Elle n'aurait pas reçu d'accompagnement et aurait gardé cela en elle pendant 10 ans. Elle n'aurait pas osé en parlé avec ses parents et aurait également fait le choix de garder le silence car elle voulait passer à autre chose.

Elle aurait fini par en parler à son conjoint actuel et à la psychologue pendant le parcours de chirurgie bariatrique.

La patiente explique que ces violences auraient impacté son alimentation. Elle aurait mangé pour se réconforter. Par ailleurs, le sentiment de solitude du fait de l'absence régulière de son ex-conjoint qui était militaire l'aurait poussée à manger.

PATIENTE 31

Témoin de situations de violences
La patiente déclare ne pas avoir été témoin de violences.

Victime de situations de violences
La patiente déclare avoir été victime de violences conjugales, verbales et physiques à l'âge adulte par son conjoint lorsqu'elle était en couple. Cela se serait produit deux fois au cours desquelles il lui aurait tapé dessus. Elle n'en aurait pas parlé parce qu'elle n'aurait pas osé. Elle n'aurait pas eu d'accompagnement car cela se serait arrêté et son conjoint aurait changé de comportement. Elle serait, à l'heure actuelle, séparée de cet homme. Ces violences auraient eu un impact sur son alimentation. Elle explique avoir ressenti le besoin de beaucoup manger pour oublier. Elle décrit la nourriture comme un anesthésiant. La consommation de l'alimentation fait écho chez cette patiente comme élément dissociatif.

PATIENTE 32

Témoin de situations de violences

La patiente déclare ne pas avoir été témoin de violences.

Victime de situations de violences

La patiente déclare avoir été victime de violences physiques en République Démocratique du Congo (RDC) où elle se serait fait agresser par un soldat africain de la RDC. Elle aurait été jetée dans un précipice de 15 mètres de profondeur après qu'elle se soit montrée résistante face au soldat qui tentait de la violer. La chute aurait provoqué la fracture de sa jambe. Cet évènement se serait déroulé après la guerre lorsque le pays avait fait appel à une armée Angolaise. En plus de la guerre que le pays avait subie, se serait ajoutée de la violence commise par les soldats en post guerre sur les habitants du pays.

La patiente décrit l'apparition de l'obésité à partir de ce drame. Le traumatisme dû à l'accident aurait provoqué l'obésité de la patiente.

Elle avait 23 ans lors de cette violence. Actuellement âgée de 46 ans, elle exprime aujourd'hui ne pas avoir pu avoir d'enfants à cause des séquelles liées à cette violence. Elle aurait passé sa jeunesse dans les hôpitaux et se serait mariée tardivement à l'âge 43 ans. Elle explique que la violence lui a volé sa vie.

Elle en aurait parlé à une psychologue, sa famille, ses amis et l'église. Tous l'auraient consolé et auraient prêché la parole de pardonner. C'est ainsi qu'elle aurait pardonné le mal qu'on lui a fait. Les conséquences de cette chute seraient multiples et les répercussions sur sa vie seraient d'une très grande ampleur. Cet évènement reviendrait régulièrement hanter la patiente. Le fait de n'avoir pu enfanter reviendrait en boucle.

La sédentarité de la patiente a été provoquée par la fracture de la jambe suite à la chute (difficulté à la marche et à la mobilité).

PATIENTE 33

Témoin de situations de violences
La patiente déclare ne pas avoir été témoin de violences.

Victime de situations de violences
La patiente déclare ne pas avoir été victime de violences.

Obésité apparue dans l'enfance vers 6/7 ans au moment de la séparation de ses parents. Elle déclare s'être renfermée dans sa bulle à cette période. Elle explique avoir également pris du poids au cours de sa grossesse.

PATIENTE 34

Témoin de situations de violences

La patiente déclare avoir été témoin indirect de violences. Elle est professeur au collège et rencontre, dans le cadre de son travail, des enfants qui peuvent rapporter un mal être, dire qu'ils vont se prendre une « rouste » ou exprimer le fait qu'ils subissent des violences psychologiques à la maison dans le cadre familial de la part des parents. La patiente explique ne jamais agir directement auprès des élèves mais faire le relais auprès du Conseiller Principal d'Education (CPE) qui peut éventuellement aider à faire intervenir un professionnel auprès des enfants (psychologue). Cela se serait produit plusieurs fois dans sa carrière. Elle discuterait de ces situations avec le Principal, avec ses collègues ou encore avec le professeur principal de l'élève. Elle n'aurait pas reçu d'accompagnement pour ces violences subies par les élèves et indique que cela n'aurait pas eu d'impact sur son alimentation.

Victime de situations de violences

La patiente déclare ne pas avoir été victime de violences. Elle relate une enfance heureuse et de très bons rapports avec son ex-mari.

Obésité depuis l'enfance, génétique.

PATIENTE 35

Témoin de situations de violences
La patiente déclare ne pas avoir été témoin de violences.

Victime de situations de violences
La patiente déclare ne pas avoir été victime de violences.

Obésité constituée petit à petit à partir de l'adolescence.

PATIENTE 36

Témoin de situations de violences

La patiente déclare avoir été témoin de violences physiques sur sa fille par la nourrice. Elle aurait constaté des violences physiques en lien avec la maltraitance et en aurait déduit des violences psychologiques. Sa fille était trop petite pour le verbaliser, elle avait 3 ans et demi lors des faits.

La nourrice aurait appelé la maman pour dire que la petite perdait ses cheveux et se faisait pipi dessus. La maman aurait constaté en rentrant à la maison un gros bleu allant du bas de son dos jusqu'aux fesses.

Elle aurait constaté une seule fois de ses propres yeux des marques sur le corps de sa fille.

Cette affaire aurait été jugée en trois jours au tribunal suite à la plainte qu'elle avait déposée immédiatement.

La maman en aurait parlé avec sa meilleure amie.

Un an plus tard, sa fille perdait son papa, la petite aurait donc été suivie par un psychologue. Quant à la maman, elle n'aurait bénéficié d'aucun accompagnement psychologique car elle se serait consacrée exclusivement au travail et à ses enfants pour tenir et éviter de penser.

Cet évènement n'aurait pas eu d'impact sur son alimentation.

Victime de situations de violences

La patiente déclare avoir été victime de violences physiques.

Cela se serait produit lorsqu'elle aurait claqué sans le vouloir la portière de la voiture et que son conjoint aurait alors eu une réaction très violente en lui claquant la tête sur la voiture. Ce coup aurait provoqué la fracture de son nez.

La violence ne se serait produite qu'une seule fois à cette occasion sous un coup d'impulsion de son conjoint. Il aurait de suite regretté son geste et se serait excusé. Néanmoins, la patiente a décidé immédiatement de vivre séparément tout en conservant une relation à distance. Ils seraient restés en couple en vivant librement, chacun chez soi et jusqu'au décès de son conjoint. Elle explique que son geste violent ne correspondait absolument pas à l'homme doux qu'il était.

Elle n'en aurait parlé à personne hormis avec le père de son conjoint qui avait pu voir son nez cassé. Elle aurait fait le choix de ne pas en parler pour le préserver, lui qui était pompier. Elle lui aurait pardonné et indique que « chacun peut avoir droit à l'erreur ».

Elle n'aurait pas eu d'accompagnement car elle n'en avait ni l'envie ni le temps.

Cet évènement n'aurait pas impacté son alimentation. Elle décrit toutefois une perte de poids à chaque évènement difficile. La perte de son conjoint (suicide suite à état dépressif) aurait favorisé la prise de poids dans le but de ne pas plaire à d'autres hommes. Ce dernier avait prononcé avant sa mort les mots suivants « Tu m'appartiens ! » et lui avait fait promettre une fidélité à vie. Elle indique devoir tenir cette promesse.

PATIENTE 37

Témoin de situations de violences

La patiente déclare ne pas avoir été témoin de violences.

Victime de situations de violences

La patiente déclare avoir été victime de violences sexuelles lorsqu'elle était petite, vers la fin de maternelle ou début primaire, par un homme inconnu qui portait un casque de moto en hiver. Cet homme l'aurait suivie dans sa résidence privée alors qu'elle rentrait du sport. Il aurait adopté une stratégie en la menant dans un guet-apens. L'agresseur lui aurait fait croire qu'elle avait des copines qui l'attendaient plus loin. Cet homme connaissait même les prénoms de ses amies, ce qui aurait amené la patiente à croire cet inconnu et à le suivre. Cet homme lui aurait montré ses parties intimes et elle croit avoir des souvenirs d'attouchements par cet homme. Elle aurait occulté en partie cette scène qui relèverait d'une amnésie traumatique.

Elle n'en aurait pas parlé de suite à ses parents car elle ressentait de la culpabilité en pensant que c'était de sa faute. Elle aurait eu peur de se faire gronder en ayant enfreint la règle d'avoir parlé à un inconnu. Elle en aurait parlé avec sa sœur, qui en aurait parlé quelques mois après pendant les vacances d'été à ses parents qui n'ont pas été dans le reproche. Ils auraient essayé d'avoir des détails pour retrouver cet homme. Sa maman se serait montrée apeurée.

La patiente n'aurait pas bénéficié d'accompagnement car à l'époque elle explique que l'aspect psychologique n'était pas pris en compte et qu'il n'y avait pas autant de pédagogie qu'aujourd'hui.

Elle ne sait pas déterminer si cela a joué un rôle sur son alimentation.

Elle indique avoir pris 20 kg à l'âge de 11 ans lorsque ses parents ont divorcé.

Elle explique avoir recours à l'alimentation « doudou » lorsqu'elle est fatiguée ou lorsqu'elle ne se sent pas bien. La nourriture lui procurerait du réconfort.

PATIENTE 38

Témoin de situations de violences

La patiente déclare avoir été témoin de violences psychologiques vers 15/16 ans lorsqu'elle était en première année de lycée. Elle se rappelle avoir vu les parents d'une amie exercer sur elle des violences psychologiques suite à un résultat scolaire de 14/20 qui n'était pour eux pas suffisant. Ils l'auraient traitée de « bonne à rien », auraient rabâché qu'elle ne « servait à rien » et l'aurait obligée à faire la « bonne » en guise de punition, sous les yeux de la patiente. Son amie croyait que l'environnement dans lequel elle vivait était normal. La patiente décrit les parents de son amie comme maltraitants.

Elle aurait parlé de la situation avec ses parents.

Elle n'aurait pas eu d'accompagnement car elle explique que, pour ses parents, les suivis psychologiques sont pour les fous.

Elle explique avoir eu recours à des scarifications pendant son adolescence pour compenser un manque d'amour de ses parents. Elle indique qu'ils n'étaient cependant absolument pas violents. Elle aurait fait une dépression à l'âge de 30 ans qui aurait nécessité une prise en charge psychologique.

Les violences psychologiques dont elle a été témoin auraient impacté son alimentation. Pour compenser les privations de son amie, elle aurait eu recours à l'alimentation plaisir en sa présence pour lui permettre d'avoir accès à la gourmandise de l'alimentation, cela pour la réconforter.

Victime de situations de violences

La patiente déclare ne pas avoir été victime de violences.

PATIENTE 39

Témoin de situations de violences

La patiente déclare ne pas avoir été témoin de violences.

Victime de situations de violences

La patiente déclare avoir été victime de violences psychologiques et physiques par son conjoint lors de sa première relation amoureuse lorsqu'elle avait 17 ans. Ces violences se seraient produites plusieurs fois sur l'espace de 2 ans de relation.

Elle n'en aurait pas parlé car elle ne comprenait pas ce qui lui arrivait. Par ailleurs, elle aurait gardé ce secret pour elle car elle ne voulait embêter personne. A cette époque, sa maman était en France et elle vivait au Portugal.

Elle n'aurait pas reçu d'accompagnement car elle était jeune et n'avait pas conscience de la violence sur le moment. Elle explique savoir que ce n'était pas normal mais elle avait du mal à comprendre la situation.

Elle en aurait parlé plus tard à sa maman, lorsque la relation était terminée. Puis, elle en aurait parlé au cours d'une thérapie vers l'âge de 22/23 ans.

Elle ne fait pas spécialement de lien entre la violence qu'elle a subie et l'impact sur l'alimentation. Cependant, elle émet l'hypothèse qu'elle a peut être mangé pour « accepter » la violence. Elle suppose que le sentiment d'isolement l'a fait rester dans cette relation toxique. On peut noter que la patiente a eu, à cette période, beaucoup de problèmes de santé d'ordre gynécologique. On peut également observer qu'elle a pris du poids pendant cette période alors qu'elle n'avait pas modifié ses comportements alimentaires.

Elle a souhaité ajouté que sa maman était amie avec celle de son ex-conjoint et que cette dernière l'a aidée pour sortir de la relation avec son fils. La maman avait conscience que son fils avait un mauvais comportement. Elle a également aidé son fils et l'a conduit vers une prise en charge pour ses troubles du comportement sur une période de 3 ans.

PATIENTE 40

Témoin de situations de violences

La patiente déclare ne pas avoir été témoin de violences.

Victime de situations de violences

La patiente déclare avoir été victime de violences sexuelles à l'âge de 55 ans. Elle explique avoir été menacée et violée par des militaires en République Centrafricaine. Ce viol serait sa raison d'être en France. Cela se serait produit une fois un mois d'août. Elle en aurait parlé à son cardiologue qui lui aurait conseillé de voir un gynécologue. Après le viol, elle décrit avoir eu des infections et des problèmes au niveau gynécologique pendant deux ans.

Elle n'aurait reçu aucun accompagnement car cela ne se pratique pas en Afrique explique-t-elle.

Cette violence n'aurait pas impacté son alimentation. La patiente indique toutefois qu'elle avait souvent peur la nuit et allait donc souvent dormir chez sa famille. Elle décrit de nombreuses réminiscences nocturnes.

PATIENTE 41

Témoin de situations de violences
La patiente déclare ne pas avoir été témoin de violences.

Victime de situations de violences
La patiente déclare ne pas avoir été victime de violences.

PARTIE II

1- Revue de littérature de l'obésité et ce qu'elle implique

« Ce mot horrible entre tous, ces trois syllabes bancales de cauchemar qui me poursuivront toute ma vie, que je hais du plus intime des fibres de mon être, c'est l'infirmière de l'école qui les a, je crois, prononcées pour la première fois. –OBESE ! Ma pauvre fille, tu es OBEEESE ! Je ne l'oublierai jamais. »

Anne ZAMBERLAN

Mon corps en désaccord (1994)

Il existe une classification du surpoids et de l'obésité nommé Indice de Masse Corporelle (IMC)[1]. L'IMC se calcule en divisant le poids (en kg) par la taille (en mètre) élevée au carré, avec un seuil à 30 kg/m².

Vous trouverez ci-dessous cette classification.

	Classe de l'obésité	**IMC (kg/m²)**
Poids normal		18.5 - 24.9
Surpoids		25.0 - 29.9
Obésité	Classe I (modérée)	30.0 - 34.9
	Classe II (sévère)	35.0 - 39.9
	Classe III (morbide)	40.0 - 49.9
Super-obésité		50.0 - 59.9
Super-super-obésité		≥60.0

[1] Cf Glossaire

1-1 Quelles sont les origines de l'obésité ?

L'obésité n'a pas un seul déterminant mais des déterminants multiples.

L'obésité comporte au moins 4 composantes :

- Génétique
- Endocrinienne
- Microbiotique
- Psychologique

C'est donc une conjugaison de facteurs qui explique la maladie et certains déterminants jouent un rôle important dans l'apparition de l'obésité. Certains éléments sont susceptibles de déclencher cette maladie.

Il existe en effet une multitude de facteurs individuels favorisant l'obésité. Ils s'intègrent aux composantes de l'obésité, les voici :

- Facteur génétique (hérédité) ;
- Psychologiques / Psychosomatiques : stress (hormones et facteurs psychologiques) et évènements traumatiques (ce point sera particulièrement repris dans le chapitre suivant) ;
- Les troubles de sommeil ;
- L'environnement : l'éducation, la situation socio-économique, la situation socio-culturelle et la situation géographique ;
- Le mode de vie : la sédentarité et l'inactivité physique[1], le mode alimentaire et les troubles du comportement alimentaire, l'arrêt du tabac ;
- La (les) grossesse(s) ;
- La ménopause ;
- Des problèmes de santé (hypothyroïdie, etc.).

---

[1] Ciangura C, Oppert J-M. Activité physique et contrôle pondéral. *Médecine et maladies métaboliques*. Elsevier Masson. 2009 ; vol 3 N°1 X

L'obésité est avant tout une pathologie à forte prédisposition génétique[1]. Il existe en effet des gènes de prédisposition à l'obésité et dont le mode de vie joue un rôle important dans l'expression de ces gènes dits « de susceptibilité à l'obésité ». Ces gènes sont hypersensibles à l'environnement et vont favoriser la prise de poids alors que d'autres gènes sont quant à eux plutôt protecteurs et interviennent dans la régulation du poids. Nous ne sommes donc pas tous égaux en matière de prise de poids comme en témoigne notre génétique. A ce même titre, la taille des hommes diffère en fonction de leur génétique, cela pose toutefois moins de difficulté que lorsqu'il s'agit de poids.

L'alimentation maternelle[2] a, elle aussi, au cours de la grossesse, une influence sur le poids puisqu'elle passe par le placenta qui régule les apports de nutriments au fœtus. En cas d'anomalie de cette structure ou en cas de tabagisme maternel, le fœtus peut être contraint de se développer avec moins d'énergie et active alors un métabolisme dit « économe » qu'on appelle le phénotype d'épargne métabolique qui engendre un développement ralenti du fœtus et induit un retard de croissance intra-utérin. Ce métabolisme d'épargne est alors définitif et l'individu aura tendance à prendre du poids en cas de suralimentation, même modeste. Ce métabolisme continuera d'être transmis aux enfants de ceux chez qui il a été activé pendant la vie fœtale.

Le mode alimentaire peut également jouer un rôle dans la prise de poids, la complexité de cette pathologie ne se

---

[1] Sorensen T I, Holst C, Stunkard A.J, & Skovgaard, L. T. Correlations of body mass index of adult adoptees and their biological and adoptive relatives. *International Journal of Obesity and Related Metabolic Discorders* : journal of the International Association for the Study of Obesity. 1992 ; 16(3), 227-36

[2] Lecerf J-M Le surpoids c'est dans la tête ou dans l'assiette ? S'en sortir c'est possible. *Editions Quae*, 2019 ; 15-8

résume toutefois pas à de simples habitudes alimentaires. Il apparait nécessaire de respecter les signaux internes afin d'adopter un comportement alimentaire en corrélation avec les besoins nutritionnels. Il est important de rappeler la nécessité de tenir compte de sa faim pour manger et de respecter sa satiété[1], d'où l'importance de manger lentement et en pleine conscience. Il n'est pas question de supprimer des aliments de l'alimentation pour éviter de grossir, mais il est recommandé de respecter les notions de quantité et d'équilibre entre les apports alimentaires et les dépenses énergétiques[2]. Les régimes sont quant à eux déconseillés[3] et peuvent engendrer une restriction cognitive[4] qui participe à la perturbation de la régulation de l'appétit[5]. Le rapport de l'ANSES[6] confirme scientifiquement qu'un regain de poids est souvent constaté à la suite d'un régime. Cette restriction alimentaire quantitative et qualitative amène à avoir faim et déclenche une obsession alimentaire[7]. Des études démontrent qu'un tiers des personnes qui se soumettent à un régime, reprennent plus de poids que ce qu'elles ont perdu. Ces régimes peuvent évoluer en Troubles du Comportement

---

[1] Cf Glossaire

[2] Données issues de la pratique clinique du Dr Andrieux

[3] Recommandation Obésité de l'adulte : prise en charge de 2ème et 3ème niveaux. Haute Autorité de Santé. Validé par le Collège le 2 juin 2022.

[4] Romon M. La restriction cognitive : un nouveau « standard alimentaire ». Comportement alimentaire et ses désordres. *La revue du praticien* 2000 ; 50 : 495-7

[5] Le Barzic M. Le syndrome de restriction cognitive : de la norme au désordre du comportement alimentaire. Médecine pratique. *Diabetes Metab.* 2001 ; 27, 512-6

[6] Romon M. La restriction cognitive : un nouveau « standard alimentaire ». Comportement alimentaire et ses désordres. *La revue du praticien* 2000 ; 50 : 495-7

[7] Données issues de la pratique clinique du Dr Andrieux

Alimentaire (TCA)[1] qui amènent à une prise de poids comme le démontre l'étude *Quebec Family Study*, d'où l'importance de prendre ce trouble en considération et de le soigner[2].

Notre microbiote, lui aussi, joue un rôle dans l'apparition de l'obésité. En effet, notre profil intestinal bactérien va influer sur notre susceptibilité à la prise de poids[3]. Notre organisme est constitué de bactéries plus ou moins consommatrices des calories issues de notre alimentation. Ce microbiote se constitue au moment de l'accouchement et diffère en fonction du type d'accouchement (voie basse, césarienne)[4]. Les enfants nés par césarienne ont plus de risque de devenir plus gros que ceux nés par voie basse.

---

[1] Cf réf 25 + Lee JA, Pausé CJ. Stigma in practice : Barriers to health for that women. *Hypothesis and Theory. Frontiers in Psychology* 2016 ; vol16 :2063

[2] Recommandation Obésité de l'adulte : prise en charge de 2ème et 3ème niveaux. Haute Autorité de Santé. Validé par le Collège le 2 juin 2022. + Chaput J-P, Leblanc C, Pérusse L *et al.* Risk factors for adult overweight and obesity in the Quebec family study : have we been barking up the wrong tree ? *Obesity* 2009 ; *Epidemiology* vol 17

[3] Lyon H. N, Hirschhorn J.N. Genetics of common forms of obesity : a brief overview, *The American Journal of Clinical Nutrition*, Vol 82, Issue 1, July 2005 ; 215S-217S, https://doi.org/10.10.1093/ajcn/82.1.215S + Sender R, Fuchs S, & Milo R. Revised estimates for the number of human and bacteria cells in the body. *PLoS biology* 2016 ; 14(8), e1002533. doi :10.1371/journal.pbio.1002533 + David LA, Maurice CF, Carmody RN *et al.* Diet rapidly and reproducibly alters the human gut microbiome. *Nature* 2014 ; 505(7484), 559-563. Doi :10.1038/nature12820

[4] Rios-Covian D, Langella P, Martin R. From Short-tobLong-Term Effects of C-Section Delivery on Microbiome Establishment and Host Health. *Microorganisms* 2021 ;9,2122 https://doi.org/10.3390/microorganisms9102122

Le temps de sommeil influe également sur la prise de poids. Plus celui-ci est réduit, plus la prise de poids peut être conséquente. Non seulement il peut favoriser des prises alimentaires supplémentaires, mais il est également constaté chez ces personnes dont la durée de sommeil est insuffisante une augmentation des taux de ghréline, une hormone qui augmente l'appétit[1].

D'autre part, de nombreuses études démontrent que l'obésité est plus fréquente dans les catégories sociales défavorisées. La région des Hauts-de-France dont 17.2% de la population vit sous le seuil de pauvreté en 2020 contre 14.4% en France métropolitaine, ce qui représente 1 032 000 habitants[2], est la région la plus touchée par l'obésité en France métropolitaine. 22% de la population des Hauts-de-France en souffre, cela correspond à 5 points de plus que la moyenne nationale[3].

Dans les zones défavorisées, il y a un écart sur le risque d'obésité de l'enfant qui est énorme par rapport aux zones favorisées. Un enfant d'ouvrier ou de personnes démunies a six fois plus de risque d'être obèse qu'un enfant de cadre[4].

Si on compare les femmes qui ont bac+4 et les femmes qui n'ont pas de diplôme, la prévalence de l'obésité est quatre fois plus élevée chez ces dernières par rapport aux autres. Il y a donc une inégalité sociale marquée.

Beaucoup de patients dans l'obésité ou le surpoids présentent des antécédents de carences, de sévices moraux, de sévices physiques, ou encore de violences sexuelles. Nous y reviendrons dans le chapitre suivant.

---

[1] Chaput J-P, Després J-P, Bouchard C, Tremblay A. Short sleep duration in associated with reduced leptin levels ans increased adiposity : results from the Quebec family study. *Obesity* 2007 ; vol 15 :253-61

[2] INSEE/2020

[3] Soigner l'obésité : un combat collectif. Radiofrance.fr. France Culture. Emission du 06/10/2023

[4] Ibidem

Il est à noter cependant que les aspects comportementaux (alimentation et sédentarité) et discriminatoires sont plus des facteurs aggravants que de véritables causes, contrairement aux préjugés actuels.

Jean-Daniel LALAU, médecin nutritionniste au CHU d'Amiens[1] explique, en effet, que la première cause n'est pas forcément l'alimentation. L'activité physique peut être insuffisante, on parlera d'un stress qui est souvent ambiant, on peut imaginer qu'il y ait des problèmes d'hormones, ce n'est pas très fréquent mais il ne faut pas l'ignorer. Il peut y avoir des pathologies qui entravent la mobilité, des médicaments[2] qui peuvent faire prendre du poids et aussi des gènes qui peuvent être dysfonctionnels, ce qui est une difficulté importante quand on parle d'hérédité car parfois c'est un seul gène qui confère l'obésité, c'est néanmoins assez rare et cela représente 5% des cas d'obésité[3]. Le plus souvent c'est une combinaison de gènes qui ne donnent qu'une susceptibilité. L'obésité est tout de même héréditaire, mais en partie seulement.

Le Professeur François PATTOU, chirurgien en chef et coordinateur du Centre spécialisé de l'Obésité de Lille[4], explique que les causes de la maladie d'obésité sont dues pour moitié à la génétique, on peut donc parler d'injustice biologique. L'autre moitié correspond à l'environnement et le comportement.

---

[1] Soigner l'obésité : un combat collectif. Radiofrance.fr. France Culture. Emission du 06/10/2023

[2] Barton BB, Segger F, Fischer K *et al.* Update on weight-gain caused by antipsychotics :a systematic review and meta-analysis. *Opin Drug Saf.* 2020 ;19(3) :295-314

[3] Ciangura C, Oppert J-M. Activité physique et contrôle pondéral. *Médecine et maladies métaboliques*. Elsevier Masson. 2009 ; vol 3 N°1 X

[4] Soigner l'obésité : un combat collectif. Radiofrance.fr. France Culture. Emission du 06/10/2023

Il souligne que l'exercice physique seul, la prise en charge psychologique seule ou encore la chirurgie seule ne permet pas à quelqu'un qui a un surpoids très important de maigrir de façon durable.

Pour ce qui est de l'éducation, les injonctions alimentaires contribuent à développer des difficultés à se nourrir correctement.

Vous aurez très certainement entendu des phrases du type « Finis ton assiette ! », « Mange ta soupe ! », « Tu ne sortiras pas de table tant que tu n'auras pas fini ! », ou encore « Si tu ne manges pas ton assiette, tu n'auras pas de dessert ! ». C'est ainsi que survient l'idée de la nécessité de terminer son repas par un dessert, alors que celui-ci n'est pas systématiquement indispensable, tout étant question de respecter un équilibre alimentaire.

Dans certaines familles, des rituels sont institués. D'autres sont imprégnées culturellement parlant et on peut alors retrouver des repas à la fois copieux et dont les quantités sont surdimensionnées.

Nous avons pu observer que les origines de l'obésité sont nombreuses et variées, ce qui rend l'accompagnement plus complexe, d'où l'importance d'actions à 360° et d'un système de soins qui doit être adapté, d'autant plus que les risques liés à l'obésité sont nombreux.

1-2 Quels sont les risques liés à l'obésité ?

L'obésité peut menacer la santé. Cette maladie est, en effet, associée notamment à une augmentation du risque d'hypertension artérielle, de pathologies cardiaques, de troubles métaboliques (diabète), de reflux gastro-œsophagien, de la lithiase biliaire, de pathologie respiratoire, d'hypercholestérolémie, de troubles du sommeil, de troubles articulaires comme l'arthrose, de lombalgies, de l'infertilité, de dépression et de cancer.

Au-delà des altérations métaboliques et hormonales, l'obésité provoque des maladies cardiovasculaires, des troubles respiratoires, des retentissements sur l'appareil locomoteur et des cancers. Il induit également des retentissements sur la qualité de vie et sur la dimension psychosociale avec parfois un isolement social.

L'obésité est un cercle vicieux du déconditionnement.

Ces conséquences graves pour la santé font de l'obésité une maladie avec des effets nuisibles sur la santé et induisant une mortalité précoce.

C'est pourquoi, comme le recommande la Haute Autorité de Santé, les professionnels doivent proposer aux patients adultes qui relèvent d'une prise en charge de 2e et 3e niveaux (obésité sévère et obésité morbide) les évaluations suivantes :

- Une évaluation clinique médicale/biologique du retentissement pour les éléments suivants : diabète de type 2, hypertension, évaluation du risque cardiovasculaire et seuil de LDL-cholestérol, pathologies respiratoires et du sommeil, stéatopathie métabolique, arthrose, atteinte rénale, dépistage des cancers du sein, du colon et de l'endomètre, examen bucco-dentaire, qualité de vie, bilan biologique de base en micro-nutriments.
- Une évaluation de la composante alimentaire de l'obésité.

- Une évaluation de la dimension psycho-sociale sous-jacente au problème pondéral ; soit une évaluation psychologique et/ou psychiatrique et une évaluation de l'aspect social.

- Une évaluation systématique selon le niveau de prise en charge

→ Entretien, étiopathogénie de l'obésité

→ Entretien anthropométrique

→ Estimation de la dépense énergétique

→ Examen somatique

→ Recherche des complications de l'obésité (recherche d'un trouble du sommeil et d'anomalies respiratoires, recherche d'un reflux gastro-œsophagien, recherche d'un syndrome des ovaires polykystiques, recherche d'un retentissement ostéo-articulaire, dépistage du diabète de type 2, dépistage d'une anomalie lipidique, dépistage d'une stéatopathie métabolique, dépistage d'une maladie rénale, dépistage des cancers).

Il est démontré à l'heure actuelle que l'IMC et la mortalité sont liés. Plus l'obésité est sévère, plus le risque de décès s'accroit (Global BMI Mortality Collaboration, 2016), d'où l'importance d'avoir recours aux traitements de l'obésité lorsque cela s'avère nécessaire.

1-3 Les traitements de l'obésité

Il existe plusieurs traitements de l'obésité. La prise en charge de cette maladie s'appuie sur différents moyens thérapeutiques. L'accompagnement thérapeutique tient compte de la sévérité de l'obésité et des complications qui y sont associées. Il tient compte également des dimensions comportementales et environnementales. Au vu des risques liés à l'obésité, la prise en charge de cette maladie ne se résume pas à un objectif pondéral mais concerne aussi l'amélioration des comorbidités, des facteurs de risque, de la qualité de vie et de la mobilité. Le patient peut bénéficier d'une prise en charge médicale de son obésité. Cet accompagnement n'est toutefois pas toujours suffisant en fonction du type d'obésité. De l'obésité à la bariatrie, il n'y a qu'un pas ! La chirurgie bariatrique est l'un des moyens thérapeutiques du parcours. Elle assure, à l'heure actuelle, les meilleurs résultats de perte de poids et de rémission des comorbidités sur le long terme. La prise en charge chirurgicale a, en effet, démontré son efficacité sur la perte de poids et son maintien, ainsi que sur l'amélioration des comorbidités et de la mortalité. Elle a pour objectifs de limiter les complications, améliorer l'état de santé générale du patient ainsi que sa qualité de vie. La chirurgie bariatrique intervient néanmoins en dernier recours. Elle est à ce jour le seul traitement efficace à long terme de cette maladie chronique.

Le traitement doit être multidisciplinaire et considérer l'individu dans son ensemble. La prise en charge comprend non seulement la chirurgie de l'obésité mais systématiquement une modification du comportement, la révision du régime alimentaire et la pratique d'activité physique.

Des parcours médicaux et/ou chirurgicaux permettront d'aider les patients à perdre du poids et le suivi régulier permettra de maintenir la perte de poids sur le long terme.

Rappelons-le, l'obésité doit être considérée dans une pluralité d'approches. Ce suivi au présent s'effectue systématiquement de manière pluridisciplinaire en y associant l'aspect diététique, psychologique et l'activité physique. C'est donc tout un réseau qui est nécessaire à la prise en charge de l'obésité. Cette alliance va permettre au patient d'être en confiance. L'équipe va se montrer à son écoute et la plus compréhensive possible.

Les différents traitements de l'obésité sont donc de deux types, d'ordre médical et/ou chirurgical, mais nécessitent systématiquement un suivi régulier à vie.

Le parcours médical

Dans le cadre de l'obésité, certains patients peuvent soit ne pas être éligibles à la chirurgie bariatrique car ils ne rentrent pas dans les critères obligatoires requis, soit ils peuvent ne pas avoir l'envie de se faire opérer tout en étant dans une démarche de perte de poids qui nécessite de l'aide extérieure.

Il existe certaines structures (Hôpitaux, Cliniques, Institut de Diabétologie et Nutrition du Centre, etc.) qui proposent des rencontres alliant différents intervenants thérapeutiques, à savoir médecins, diététiciens, psychologues, et éducateurs en activité physique adaptée. Ces structures peuvent proposer, en fonction de leurs qualifications, des parcours de soins, des consultations, voire même des séjours de rééducation permettant ainsi aux patients de reprendre confiance en eux et de mettre en place de nouvelles pratiques sur le plan alimentaire et sur le plan physique.

Sur le plan diététique, un travail sur les sensations alimentaires est réalisé. Le professionnel en diététique aide le patient à comprendre et gérer les prises alimentaires en lien ou non avec les émotions. Ce travail est également réalisé avec le psychologue. Le patient apprend encore à déguster et à prendre le temps, de même qu'il apprend à mastiquer. Il acquiert les bases d'une alimentation variée et équilibrée.

Certains établissements proposent des ateliers sur la faim pour apprendre aux patients non seulement à reconnaître les signaux de faim mais également à manger en pleine conscience, des ateliers sur les émotions ou encore des ateliers sur les dégustations. Ces ateliers thérapeutiques prennent en compte les aspects diététique, psychologique et activité physique, les trois fameuses notions essentielles dans la prise en charge de l'obésité.

Ces accompagnements permettent parfois des déclics chez les patients et leur permettent de réussir à perdre du poids, grâce à leur implication et leurs efforts constants.

La prise en charge médicamenteuse est parfois possible. La décision d'un traitement médicamenteux de l'obésité peut être possible pour les patients relevant des niveaux 2 et 3[1] et dont il est avéré l'échec de la prise en charge nutritionnelle bien conduite, notamment sur le comportement alimentaire et sous réserve de l'implication du patient dans les soins.

---

[1] Recommandation Obésité de l'adulte : prise en charge de 2ème et 3ème niveaux. Haute Autorité de Santé. Validé par le Collège le 2 juin 2022.

Le parcours chirurgical[1]

La chirurgie de l'obésité aide à perdre du poids durablement, à contrôler les maladies liées à l'obésité, à réduire les affections qui y sont liées et elle permet d'améliorer la qualité de vie du patient, notamment l'estime de soi, les possibilités d'activité physique, les relations sociales, l'activité sexuelle… Mais elle allonge également l'espérance de vie.

Il existe des *critères d'éligibilité* à la chirurgie bariatrique, à savoir :

- Obésité morbide (III) ou sévère (II) compliquée ;
- Obésité ancienne (plus de 5 ans) ;
- Adulte de 18 à 65 ans ;
- Après échec de régimes bien conduits ;
- En l'absence de contre-indications médicales ou psychologiques ;
- Avec un risque anesthésique acceptable.

La chirurgie bariatrique s'adresse aux patients qui souffrent d'une obésité massive (IMC≥40kg/m²) ou sévère (IMC≥35kg/m2) lorsqu'elle est associée à au moins une complication pouvant être améliorée grâce à la chirurgie. Les nouvelles recommandations de la Haute Autorité de Santé de 2023 permettent désormais aux patients dont l'IMC se situe entre 30 et 34.9kg/m2, soit en situation d'obésité de classe I (obésité modérée), d'accéder à la chirurgie bariatrique si la présence de diabète de type 2 est avérée dont les soins et traitements n'ont pas permis d'atteindre un équilibre glycémique.

Néanmoins, se faire opérer est une décision importante et nécessite une bonne préparation. C'est une intervention

[1] Chirurgie de l'obésité. Ce qu'il faut savoir avant de se décider. Haute Autorité de Santé.

lourde qui est indiquée en dernier recours dans le traitement de formes sévères d'obésité. L'opération va modifier le parcours des aliments à travers le système digestif pour restreindre les apports caloriques et diminuer leur assimilation.

L'intervention chirurgicale permet souvent d'obtenir une perte de poids importante en quelques mois.

Les techniques existantes s'élèvent au nombre de quatre :

- Techniques de restriction :
  - Technique de l'anneau gastrique ajustable ;
  - Technique de la gastrectomie longitudinale calibrée (ou gastrectomie en manchon ou sleeve gastrectomy).

- Techniques de malabsorption et de restriction :
  - Technique du by-pass gastrique ;
  - Technique de la dérivation bilio-pancréatique, SADI, Bipartition.

La chirurgie bariatrique permet une perte de poids importante et durable, une rémission prolongée des différentes comorbidités, dont les bénéfices contribuent à la diminution à long terme de la mortalité des personnes en situation d'obésité. Il ne faut pas négliger pour autant le fait qu'il puisse exister des complications suite à cette chirurgie d'ordre mécanique, fonctionnel, nutritionnel ou psychologique.

La mortalité liée à la chirurgie de l'obésité est inférieur ou égale à 0.1%.

Aujourd'hui, quasiment 2% de la population adulte française a été opérée.

La chirurgie de l'obésité permet d'augmenter l'espérance de vie d'environ sept ans.

Comment se déroule le parcours de chirurgie bariatrique ?

La chirurgie bariatrique s'intègre désormais dans un parcours de soin complet pluridisciplinaire qui se conforme aux nouvelles recommandations de bonne pratique de la Haute Autorité de Santé. Il permet avant tout de bien se préparer à cette intervention car la chirurgie nécessite une réflexion approfondie et un engagement des patients pour un suivi à vie.

Lors d'une première consultation entre le patient et le chirurgien ou l'endocrinologue, ces derniers déterminent la possibilité de bénéficier d'une prise en charge médico-chirurgicale.

Cette consultation permet d'établir le type d'obésité que présente le patient, les comorbidités qui peuvent être associées et les retentissements sur le patient. L'histoire de l'obésité est détaillée. Le chirurgien prend le soin d'expliquer au patient que cette chirurgie s'inscrit dans un parcours de soins pluridisciplinaire qui comporte un suivi pré-opératoire qui correspond à un temps de préparation de minimum six mois, davantage si besoin, une prise en charge chirurgicale au cas par cas, et un suivi post-opératoire tout au long de la vie. Pendant la préparation, le patient bénéficie d'un accompagnement nutritionnel, psychologique et d'activité physique adaptée. Si le patient se sent motivé, il peut alors s'engager dans ces démarches. Le chirurgien lui explique les principes des différentes interventions chirurgicales, les bénéfices attendus et les risques liés.

A l'issue de cette consultation, le patient bénéficiera au minimum de trois hospitalisations de jour et de séances d'Education Thérapeutique du Patient.

Une évaluation initiale endocrinologique, nutritionnelle, psychologique et médico-sportive est réalisée en première intention et s'effectue lors de la première hospitalisation de jour. Elle permet d'évaluer, par le biais d'un bilan complet, la gravité de la maladie et de corriger les comorbidités. Les résultats du bilan vont déterminer la faisabilité d'une intervention chirurgicale adaptée aux besoins du patient.

Dans les suites, plusieurs examens complémentaires sont réalisés et un suivi diététique, psychologique et médico-sportif est mis en place.

Une fois le parcours de soin complété, le dossier est discuté en Réunion de Concertation Pluridisciplinaire (RCP). Ces réunions permettent l'orientation du patient, à l'issue du bilan, après une discussion multidisciplinaire et en l'absence de contre-indication, vers la chirurgie de l'obésité minimale invasive, dont l'objectif est de modifier l'anatomie du système digestif.

Une équipe pluridisciplinaire

Dans le cadre du parcours de chirurgie bariatrique, l'équipe pluridisciplinaire se compose de chirurgien, endocrinologue, diététicien, psychologue et éducateur en Activité Physique Adaptée (APA). Chaque intervenant occupe un rôle essentiel dans la prise en charge du patient détaillé ci-dessous[1] :

□ **Le secrétariat**

La secrétaire médicale participe à la coordination du parcours de chirurgie bariatrique et contribue de manière essentielle en se rendant disponible et à l'écoute du patient avec bienveillance et empathie. Elle programme non seulement ses consultations et hôpitaux de jour, mais elle assure également le suivi de manière transversale. Elle communique avec les divers professionnels pour veiller au bon déroulement du parcours du patient.

□ **Le chirurgien**

Le chirurgien bariatrique est un médecin spécialisé dans le traitement des patients souffrant d'obésité qui peuvent bénéficier d'une intervention chirurgicale. Cette maladie ayant fait face à un vide thérapeutique, c'est ainsi qu'il est devenu un chef d'orchestre dans le traitement de l'obésité sévère. Pour cette spécialité, il s'entoure de plusieurs intervenants et travaille avec une équipe pluridisciplinaire. Le travail d'équipe et l'interaction entre soignants est indispensable pour cette chirurgie.

---

[1] Le parcours de prise en charge de l'obésité - Centre Hospitalier de Rambouillet (youtube.com)

○ ***Quel est le rôle de la chirurgie dans le parcours de prise en charge de l'obésité ?***

L'obésité étant une maladie chronique du métabolisme et une maladie multifactorielle, sa prise en charge doit être multidisciplinaire et la chirurgie est efficace uniquement si elle est faite dans ce contexte pluridisciplinaire. La chirurgie garantit à ce jour le meilleur traitement possible pour soigner l'obésité.

□ **Le psychologue**

Le rôle du psychologue est de *donner du sens* à certains comportements alimentaires, de *mettre des mots* sur ce qui est inconscient chez la personne et d'offrir un espace de parole neutre et bienveillant au patient.

○ ***Pourquoi voir un psychologue dans le parcours de chirurgie bariatrique ?***

Rencontrer le psychologue permet de voir s'il y a des sensations, des émotions et des pensées qui vont amener à un comportement alimentaire inadapté. *« Par exemple, en termes de qualité, l'alimentation très grasse, malgré le fait que l'on sache que ce n'est pas bon pour soi, va pourtant être consommée*[1]*. »* Derrière il y a souvent des représentations et des idées qui vont amener à s'alimenter de cette façon. L'équipe va donc évaluer la qualité d'alimentation, la quantité en une prise et puis aussi la fréquence. Le psychologue est aussi là pour rassurer et soutenir le patient avant et après l'opération.

[1] Nolwenn BONNETAIN, psychologue spécialisée dans les troubles du comportement alimentaire

○ ***Que signifie « prendre conscience de ses émotions » ?***

Prendre conscience de ses émotions permet de s'en détacher. Le patient peut s'en détacher soit tout seul parce qu'il en prend conscience lors de la consultation, ou alors il sera important qu'il se fasse accompagner à l'extérieur. Ce point sera évoqué pendant le parcours quand la personne sera prête.

□ **<u>L'enseignant en activité physique adaptée et santé</u>**

○ ***Quel est le rôle de l'éducateur en activité physique adaptée ?***

Le rôle de l'éducateur en activité physique adaptée est de faire prendre conscience au patient qu'il doit avoir des habitudes de vie adaptées comprenant de l'activité physique devant être mises en place avant l'opération.

○ ***Pourquoi l'activité physique est-elle importante ?***

L'activité physique est importante notamment pour éviter de perdre trop de masse musculaire, favoriser la perte de masse grasse, pouvoir assurer les gestes de la vie courante et aussi diminuer les comorbidités liées à l'obésité comme les maladies cardiovasculaires, les risques d'AVC et de cancer.

L'activité physique comporte de manière générale de nombreux bienfaits sur la santé. Un exercice régulier a des effets très réparateurs dont les bénéfices sont multiples (bien-être physique et émotionnel, bon sommeil favorisé, qualité de vie et perception de soi améliorées).

□ Le diététicien

○ ***Que fait le diététicien pendant les consultations ?***

Pendant les consultations, le diététicien aborde nécessairement l'équilibre alimentaire et vérifie s'il y a assez de diversité. Il adapte l'alimentation afin de permettre la couverture des besoins nutritionnels. La plupart des patients qui arrivent dans le parcours ont une alimentation sur un mode de pilote automatique. Nombreux sont les patients qui mangent très vite, qui ne prennent pas le temps de se poser pour s'alimenter, qui ne mangent pas dans des environnements adaptés et qui ne prennent pas du tout en compte leurs sensations comme la faim et la satiété. Le professionnel en diététique travaille principalement sur 2 axes : l'alimentation et le changement des comportements alimentaires. Il prodigue des conseils aux patients en lien avec l'alimentation et refuse de parler de « régimes », qui ont sur le long terme des effets négatifs avec, très fréquemment, l'apparition d'un yoyo pondéral.

Ces conseils tournent autour de plusieurs thématiques, les voici :

- Donner la priorité aux aliments les moins transformés possibles ;
- Retrouver le plaisir de cuisiner, ne pas sauter de repas ;
- Manger en pleine conscience ;
- Manger diversifié pour que l'apport nutritionnel soit à la fois de qualité mais également suffisamment varié pour éviter les carences ;
- Lutter contre la monotonie alimentaire ;
- Redécouvrir la notion de se faire plaisir.

○ ***Faut-il peser ses aliments ?***

Il ne faut surtout pas peser ses aliments. Peser ses aliments ne permet pas de fonctionner sur le long terme. Les comportements alimentaires sont retravaillés dans le but que la chirurgie bariatrique fonctionne sur le long terme.

Conseils :

Il est important de tenir compte de sa faim pour manger. Il est conseillé de manger lentement et en pleine conscience. Pour cela, soyez à l'écoute de vos sensations de faim et de rassasiement. Etre attentif au signal de rassasiement envoyé par le cerveau vous permettra de manger la juste quantité.

□ **Le médecin endocrinologue**

L'endocrinologue intervient notamment pour soigner les maladies hormonales, le diabète, l'obésité et les maladies du métabolisme. L'endocrinologue spécialisé dans la prise en charge de l'obésité intervient pour prendre en charge les projets de chirurgie bariatrique que les patients peuvent demander dans ce cadre multidisciplinaire.

○ ***Quel est le rôle du médecin endocrinologue ?***

Un travail de coordination est réalisé avec les différents intervenants du parcours. D'un point de vue purement médical, l'endocrinologue établit le bilan des comorbidités, c'est-à-dire des répercussions de l'obésité sur le corps et sur les différents organes. Des examens complémentaires dédiés dans le cadre d'une hospitalisation de jour future ou en ambulatoire peuvent être demandés par l'endocrinologue.

Un suivi régulier à vie

La chirurgie n'est pas une solution miracle, en témoigne la grande disparité des résultats du traitement chirurgical[1]. Après l'opération, les patients perdent environ la moitié de leur excès de poids, d'où l'importance du suivi post opératoire et d'une activité physique régulière pour reprendre de la masse musculaire. La chirurgie a prouvé son efficacité mais elle entraîne aussi des risques de dénutrition et des carences vitaminiques. Des bilans biologiques nutritionnels complets sont donc régulièrement nécessaires pour évaluer l'état de santé du patient et dépister d'éventuelles carences nutritionnelles. La chirurgie nécessite un suivi régulier à vie. Même si le poids se normalise, il faut continuer à se faire suivre à minima chaque année par son médecin et continuer à être accompagné. Le suivi doit être rigoureux, tant sur le plan alimentaire que physique et psychologique.

La chirurgie ne permet pas, à elle seule, de perdre du poids et de le stabiliser dans le temps. Elle n'est efficace qu'à condition de modifier ses habitudes alimentaires, d'augmenter son activité physique et d'être suivi médicalement à vie.

La chirurgie reconstructrice et réparatrice est possible après l'intervention et s'étudie au cas par cas. Cette chirurgie post bariatrique s'adresse aux patients qui ont adopté de nouvelles habitudes alimentaires équilibrées et dont le poids est stabilisé. Elle permet de réparer les

[1] Buchwald H, Oien DM. Metabolic/bariatric surgery worldwide. *Obes Surg.* 2013 ;23(4) :427-436. doi :10.1007/s11695-012-0864-0 + Nguyen NT, Varela JE.Bariatric surgery for obesity and metabolic discorders : state of the art. *Nat Rev Gastroenterol Hepatol.* 2017 ;14(3) :160-169. doi :10.1038/nrgastro.2016.170

séquelles causées par un amaigrissement massif ou une perte de poids massive.

Le programme éducatif établi en pré opératoire sera à poursuivre. Les recommandations resteront donc à appliquer sur la durée pour éviter toute reprise de poids. En effet, la reprise pondérale est possible, ainsi qu'une récidive des comorbidités. Cela démontre l'importance de la qualité de la préparation à la chirurgie et du suivi multidisciplinaire sur le long cours.

2- Du repérage des violences aux psychotraumatismes avérés

« Quand il y a le silence des mots, se réveille trop souvent la violence des maux. »

Jacques SALOME

T'es toi quand tu parles

Ce point consacré au repérage et aux psychotraumatismes s'appuie sur les enseignements du Diplôme Universitaire sur les Violences Faites aux Femmes et notamment les cours d'Edouard DURAND, Ernestine RONAI, Karen SADLIER, Docteur Muriel SALMONA et Linda TROMELEUE.

2-1 Etude anonyme : repérage des violences et évaluation des troubles psychotraumatiques associés

En 2022, les chirurgiens du Centre Hospitalier de Rambouillet ont opéré 30 patients d'une chirurgie bariatrique, 26 femmes et 4 hommes, soit 86.6 % de femmes.

En 2023, 25 patients ont été opérés, 20 femmes et 5 hommes, soit 80 % de femmes.

On observe donc une nette majorité de femmes ayant eu recours à la chirurgie bariatrique dans notre établissement de santé.

Sur les 46 femmes opérées entre 2022 et 2023, 41 ont accepté de répondre à mon étude et 5 n'ont pas donné suite à mes messages téléphoniques ni à mes relances, ce qui représente un taux de réponse de 89.1 %.

Ces patientes nées entre 1964 et 2003, dont les âges sont compris entre 20 et 59 ans, représentent plusieurs générations.

L'étude que j'ai menée à partir de ce panel de femmes opérées d'une chirurgie bariatrique dans notre établissement de santé en 2022 et 2023 pour repérage et détection des patientes victimes de violences dans le parcours de chirurgie bariatrique a permis de mettre en évidence des violences associées à de nombreux troubles psychotraumatiques.

Repérage des violences

Qu'est-ce que la violence ?

En 2002 l'OMS a défini la violence comme : « La menace ou l'utilisation intentionnelle de la force physique ou du pouvoir contre soi-même ou contre autrui, contre un groupe ou une communauté, qui entraîne ou risque d'entraîner un traumatisme ou un décès, des dommages psychologiques, un mal-développement ou des privations. »

L'OMS donne également sa définition des violences envers les femmes comme suit : « La violence faite aux femmes désigne tout acte de violence fondé sur l'appartenance au sexe féminin, causant ou susceptible de causer aux femmes des dommages ou des souffrances physiques, sexuelles ou psychologiques, et comprenant la menace de tels actes, la contrainte ou la privation arbitraire de liberté, que ce soient dans la vie publique ou dans la vie privée. » (Déclaration de l'ONU sur l'Elimination de la violence contre les femmes, novembre 1993)[1]

***

J'ai pensé l'élaboration d'un questionnaire qui permettrait d'aborder la notion de violences auprès de nos patientes et qui contribuerait ainsi à recueillir leur parole. Ce questionnaire, validé par l'équipe de chirurgie bariatrique, se trouve en Annexe 1.

J'ai démarré mon enquête en octobre 2023. Ce questionnaire s'est déroulé parfois par téléphone, parfois en entretien individuel en face à face. Il a été extrêmement bien accueilli par l'ensemble des patientes. Il a parfois suscité beaucoup d'émotions par les souvenirs douloureux de ces

---

[1] Karen Sadlier, Edouard Durand, Ernestine Ronai, *Violences conjugales, un défi pour la parentalité*, Dunod, 2020 (page 58)

violences vues ou vécues par les patientes au cours de leur existence qui rejaillissaient ; néanmoins, il a permis de libérer la parole et parfois même de faire, pour la première fois, certaines révélations.

J'ai constaté avec étonnement que la perception de la violence était différente d'une patiente à une autre et que chacune d'entre nous se faisait sa propre représentation sur ce qu'implique cette notion. Pour les unes, la violence apparaissait être uniquement la violence physique qui implique un coup. Pour d'autres, la violence incluait également la violence psychologique. Cette notion apparaissait donc complexe pour les patientes. J'ai même pu être surprise de constater qu'une patiente m'ait répondu négativement à la deuxième question qui porte sur le fait d'avoir déjà vécu des situations de violences au cours de son existence. Il s'avérait pourtant qu'elle avait subi de l'inceste. C'est grâce à un questionnement supplémentaire de ma part sur la période pendant laquelle serait apparue son obésité, question qui ne figurait d'ailleurs pas sur le questionnaire, que la patiente s'est livrée à moi et dont le témoignage a été saisissant. Elle n'avait pas conscience que l'inceste constitue une violence sexuelle. C'est ainsi que j'en conclus que nos perceptions varient en fonction de notre éducation, notre culture et notre vécu.

Résultats de l'étude

Les résultats de l'étude et les graphiques sont détaillés en Annexe 2.

2022/2023 en quelques chiffres :

○ <u>Témoins de violences</u>

• **43.9% des patientes interrogées ont été témoins de violences**

Sur ces 18 femmes témoins de violence :

• 83.3% des violences se sont déroulées à l'âge adulte

• 50% des violences étaient répétées, 44.4% se sont produites une seule fois et 5.6% ont été rares

• 72.2% des patientes ont parlé de ces violences

• 11.1% des patientes seulement ont eu recours à un accompagnement

• 27.8% des patientes ont eu un impact sur leur alimentation

○ <u>Victimes de violences</u>

• **70.7% des patientes interrogées ont été victimes de violences**

Sur ces 29 femmes victimes de violence :

• 72.4% des violences se sont déroulées à l'âge adulte et 17.2% se sont produites tout au long de la vie

• 65.5% des violences étaient répétées, 20.7% se sont produites une seule fois et 10.3% ont été rares

• 79.3% des patientes en ont parlé

• 34.5% des patientes seulement ont eu recours à un accompagnement

• 58.6% des patientes ont eu un impact sur leur alimentation

Ces violences d'ordre physique, psychologique, sexuel, verbal et médical sont frappantes et méritent d'être soulignées et rapportées.

Parmi ces violences verbales, certaines m'ont tout particulièrement marquée. Je vous laisse découvrir quelques phrases chocs recueillies au cours de mon étude auprès des patientes.

Phrases chocs

*« Au quotidien, c'est une lutte
qu'on n'imagine même pas ! »*

« La première violence est la violence avec soi-même. »

« Je suis née en surpoids. »

« Je mange mes émotions. »

« La nourriture me procure du réconfort. »

« Manger me tue ! »

« T'es moche ! T'es pas assez mince ! »

« J'ai peur de redevenir comme avant, peur de subir à nouveau des critiques et de ne plus trouver ma taille en magasin ! »

« Une femme c'est de la merde ! »

« Je me suis engouffrée dans la nourriture à cause de cette situation extrême. »

« Il ne faut pas manger, ça fait grossir ! »

« Ah, vous avez de la graisse qui pend ! »

« Tiens, voilà du boudin ! »

« Oh, la grosse ! »

*« Comme si c'était un choix de notre part
d'être comme ça ! »*

« Elle est grosse, elle doit avoir une histoire ! »

« La violence a volé ma vie ! »

« Ne t'inquiète pas, moi je te crois. »

*« Arrête de manger, tu vas grossir
et j'aime pas les grosses ! »*

*« Mes kilos n'ont jamais été un frein et mon surpoids
n'a jamais été une entrave à mes envies. »*

Conclusions de l'étude et évaluation des troubles psychotraumatiques associés

L'étude fait apparaître que 43.9% des patientes interrogées ont été témoins de violences et 70.7% des patientes ont été victimes de violences. Dans 58.6% des situations où les femmes ont été victimes de violences, celles-ci impactent de manière significative leur alimentation. Lorsque ces femmes sont témoins de violences, l'impact sur l'alimentation est moindre puisqu'elles ne sont que 27.8% à déclarer des difficultés. La violence constitue donc un facteur non négligeable dans la prise de poids des patientes et favorise l'apparition de nombreux troubles alimentaires. Nous avons pu observer également que l'obésité avait engendré à plusieurs reprises des violences envers les patientes.

L'obésité et les violences sont donc inscrites dans un cercle vicieux.

L'étude fait apparaître des violences physiques, psychologiques, verbales, sexuelles, intrafamiliales qui englobent les violences conjugales, ou encore il est à déplorer par plusieurs patientes l'existence de violences obstétricales et médicales. Il est à noter que cette violence du corps médical ne s'exerce pas uniquement par des gynécologues, mais aussi par d'autres médecins[1].

On constate que la violence psychologique est très souvent présente et qu'elle correspond en général à l'amorçage d'une montée en puissance de la violence sur laquelle se greffent les autres types de violence. Les périodes pré natales et post natales sont des périodes plus à risque dans l'apparition de violences conjugales. En effet, la maternité bouleverse non seulement les mères mais

[1] Soigner l'obésité : un combat collectif. Radiofrance.fr. France Culture. Emission du 06/10/2023.

également les pères qui ressentent les changements et se confrontent, de fait, bien souvent à leur passé, notamment leur enfance. L'homme traverse donc aussi cette période de modification. « Les recherches internationales indiquent que dans 40% des cas, la violence débute au moment de la grossesse ou s'intensifie à ce moment-là[1]. »

L'étude démontre que les conséquences des violences subies sont nombreuses. De manière générale, les personnes ayant côtoyé la violence en tant que témoin ou victime directe de violences sont impactées. Non seulement elles sont affectées au moment où les violences se produisent mais également sur le long terme[2]. On peut constater que les conséquences sont plurielles. Nos patientes en situation d'obésité et ayant été confrontées à la violence présentent de nombreux troubles psychotraumatiques. Je peux observer que nos patientes ont pour la plupart développé des conduites dissociantes telles que l'hyperphagie[3], la tachyphagie[4], la polyphagie[5], le recours à l'alimentation émotionnelle et parfois des troubles de l'oralité[6]. On retrouve également des conduites à risques et des addictions alimentaires, au sucre, à l'alcool ou aux médicaments. Elles peuvent avoir développé des Troubles du Comportement Alimentaire (TCA). On peut conclure à l'existence de lien direct entre la violence et les TCA du fait de l'augmentation du seuil de sensibilité chez ces patientes.

L'absorption massive de nourriture permet aux patientes d'anesthésier momentanément leurs émotions et leurs souffrances.

---

[1] Karen Sadlier, Edouard Durand, Ernestine Ronai, *Violences conjugales, un défi pour la parentalité*, Dunod, 2020 (page 63)

[2] Muriel Salmona, *Le livre noir des violences sexuelles*, Dunod, 2022 (pages 85, 86)

[3] Cf Glossaire

[4] Cf Glossaire

[5] Cf Glossaire

[6] Cf Glossaire

D'autres patientes présentent des troubles obsessionnels compulsifs et des phobies. Certaines patientes souffrent de troubles psychiques tels que la dépression, certaines ont frôlé la mort à cause d'un état suicidaire et la qualité de leur sommeil est souvent impactée. Elles ont, en effet, développé des troubles du sommeil. Il est à noter également des accouchements prématurés. J'ai pu encore observer à plusieurs reprises que certaines violences ont laissé non seulement des séquelles avec des douleurs ressenties au quotidien sur le plan physique mais également un impact psychologique à vie par la relation à l'autre altérée que l'on retrouve notamment dans les relations intimes et dans la vie de couple.

Les violences conjugales sont majoritairement représentées dans l'étude menée auprès des patientes de notre établissement de santé.

Ces violences se sont exercées de manière répétée pour 65.5% de femmes victimes de violences et 50% de femmes témoins de violences. On constate qu'elles sont insuffisamment prises en charge puisque seulement 34.5% de femmes victimes de violences ont eu recours à un accompagnement contre 11.1% de femmes témoins de violences.

Le Docteur Muriel SALMONA, psychiatre, psychothérapeute, membre de la Commission Indépendante sur l'Inceste et les Violences Sexuelles faites aux Enfants (CIIVISE)[1], présidente de l'association Mémoire Traumatique et Victimologie précise qu'un faible nombre de victimes de violences sexuelles « bénéficie d'une prise en charge optimale en termes de protection, soins spécialisés, aides sociales, justice et réparations[2] ».

---

[1] Cf Glossaire

[2] Muriel Salmona, *Le livre noir des violences sexuelles*, Dunod, 2022 (page 43)

L'étude menée auprès de nos patientes met en avant ce constat.

Enfin, j'ai pu constater que ces violences étaient presque toujours commises par des personnes proches de ces femmes victimes et que très rarement celles-ci étaient commises par des inconnus.

Il est indéniable que ces violences ont un impact sur la santé physique et la santé psychologique de ces patientes. Fatigue intense, maux de tête, douleurs de dos, maladies graves, nombreuses sont les conséquences de tout ce qui gravite autour de la violence. Les comorbidités qui sont associées à l'obésité sont parfois des conséquences indirectes de ce qui a trait à la violence.

Les conséquences de ces violences sur la santé sont similaires à celles que l'OMS relève en 2013 :

- Trauma physique (blessures)
- Trauma psychologique / stress (conséquences psychologiques : maladies chroniques et troubles psychotraumatiques, avec possibilité de conduites addictives ; conséquence sur la santé périnatale et maternelle)
- Climat de peur, contrôle (contrôle de la vie sexuelle et reproductive, limite de l'accès aux soins, avec conséquence sur la santé périnatale et maternelle et conséquence sur la santé sexuelle et reproductive)

Nous avons pu voir que nombreuses sont les patientes ayant recours à l'alimentation émotionnelle.

Delphine MICHEL, nutritionniste[1], explique que cette alimentation émotionnelle se traduit par le refuge dans la nourriture pour se libérer d'une émotion et y trouver du réconfort. Cette consommation d'aliments « doudou » entraîne la libération d'hormones du bien-être, mais ce

[1] Delphine Michel, *J'arrête le grignotage en 4 semaines*, Editions Leduc, 2022 (pages 14, 29, 37)

plaisir est éphémère, d'où les grignotages intempestifs qui permettent de retrouver cette sensation agréable.

Une étude française[1] démontre que 52% des femmes mangent sous le coup d'une émotion contre 20% des hommes. Le risque de surpoids, du fait de ces comportements alimentaires, est augmenté. En effet, il est cinq fois plus élevé.

Par ailleurs, on note chez nos patientes de nombreux régimes qui n'ont pour effet qu'un yoyo pondéral[2]. Les régimes engendrent à leur arrêt un risque élevé de compulsions alimentaires du fait de la frustration accumulée. Les patientes ont exprimé à plusieurs reprises l'envie de se « remplir » pour combler un manque. Elles éprouvent parfois certaines difficultés dans la gestion de leurs émotions.

Delphine MICHEL explique encore qu'une multitude de raisons amène à la consommation d'une alimentation dite émotionnelle et définit 14 profils.

Les voici :

- *« Profil n°1 : Je suis stressée : l'alimentation est un réconfort, un antidépresseur.*
- *Profil n°2 : Je m'ennuie : grignoter m'occupe et me procure du plaisir.*
- *Profil n°3 : Je suis débordée : manger me permet de décompresser et de combattre la fatigue.*

---

[1] S. Péneau *et al.*, « Sex and Dieting Modify the Association Between Emotional Eating and Weight Status », in The American journal of Clinical Nutrition, 2013

[2] Mann T, Tomiyama AJ, Westling E *et al.* Medicare's search for effective obesity treatments : diets are not the answer. *American Psychologist* 2007 ;62(3), 220-33. doi :10.1037/0003-066X.62.3.220 + Polivy J, Herman C P. If at first you don't succeed : false hopes of self-change. *American Psychologist* 2002 ; 57(9), 677-89. doi :10.1037/0003-066X.57.9.677

- *Profil n°4 : Je souffre de mal-être : manger anesthésie mes pensées, c'est une échappatoire.*
- *Profil n°5 : Je n'ai pas le moral, et cela me pousse à manger plus.*
- *Profil n°6 : Je suis en deuil : la nourriture me permet de combler le manque que je ressens.*
- *Profil n°7 : Je souffre de solitude : l'alimentation est mon pansement affectif.*
- *Profil n°8 : J'ai peur de l'inconnu : je l'apaise par la nourriture.*
- *Profil n°9 : Je donne toute mon énergie aux autres : la nourriture me permet de « refaire le plein ».*
- *Profil n°10 : Dans mon métier, la nourriture est omniprésente : c'est trop tentant !*
- *Profil n°11 : Je suis souvent à la maison : impossible de ne pas craquer !*
- *Profil n°12 : Mon mari ou mes enfants mangent beaucoup, tout le temps... : je me laisse entraîner !*
- *Profil n°13 : J'ai subi un ou plusieurs choc(s) traumatique(s) extrême(s).*
- *Profil n°14 : Je mange plus... pour fêter la vie ! »*

C'est ainsi que l'on retrouve *un lien évident entre émotion et prise de poids.* Lorsque le stress est chronique, il augmente la sécrétion de cortisol (hormone qui fait fondre la masse musculaire et booste l'appétit). La consommation excessive et désordonnée entraîne une hausse de la sécrétion d'insuline (hormone du stockage). Cette combinaison du cortisol et de l'insuline favorise la rétention d'eau et le stockage des graisses.

Cette alimentation émotionnelle que l'on retrouve chez grand nombre de nos patientes est principalement due à une relation toxique, des violences conjugales, un manque d'amour ou encore une frustration affective.

La dépression, conséquente à la violence, génère elle aussi chez nos patientes des troubles alimentaires avec la consommation de produits gras et/ou sucrés.

Les traumatismes, quant à eux, ont un impact sur la relation à la nourriture. On a pu voir l'exemple de patientes qui se sont forgées une carapace de kilos en trop pour se sentir moins désirables dans le regard du sexe opposé suite à des traumatismes liés à des situations extrêmes de violences. Port de tenues vestimentaires « masculines » et manque de soin de leur image sont les résultantes de ce manque de confiance en soi et envers les autres.

Ces femmes qui ont été exposées à la violence au cours de leur enfance et/ou victimes de violences ne font pas toujours le lien entre ce qu'elles subissent et l'impact sur la santé. On observe en effet que le lien entre les violences subies et les difficultés avec l'alimentation a fait l'objet d'une prise de conscience bien plus tard chez plusieurs patientes après qu'elles aient amorcé un travail psychologique.

Les conséquences de ces violences sont à l'évidence graves. Les traumatismes vécus ont des conséquences sur la santé physique et psychologique des patientes, qui sont marquées à vie par ces évènements douloureux.

Les résultats de l'étude permettent d'établir un lien direct entre obésité et violences faites aux femmes. On peut donc mettre en corrélation violence et obésité. Il est indispensable de rappeler que l'obésité n'est pas systématiquement associée à la violence, fort heureusement. En effet, 12 patientes déclarent ne pas avoir été victimes de violence, ce qui représente 29.3 % des situations représentées, soit presque un tiers. 23 patientes déclarent ne pas avoir été témoins de violence, ce qui représente 56.1% des situations représentées.

L'étude a également mis en évidence l'existence d'une discrimination pour les personnes en situation d'obésité.

Une patiente a témoigné de difficultés à l'embauche. Il est donc nécessaire de rappeler que les procédures de recrutement doivent être exemptes de discrimination.

L'obésité elle-même, par ailleurs, constitue des freins à l'épanouissement de ces patientes puisqu'elle impacte leur vie familiale et professionnelle par un repli sur soi, une irritabilité, un refus d'invitation, un manque de confiance en soi, un défaut de motivation… Les patientes sont souvent impactées par une perte d'estime de soi, des angoisses, une perte de confiance, un isolement…

Afin de mieux comprendre l'engrenage de la violence, nous allons nous intéresser au cycle de la violence, aux stratégies et aux profils des agresseurs.

2-2 Le cycle de la violence, stratégies et profils des agresseurs

Dans le cadre de violences subies, nous allons voir que les victimes sont sous l'emprise de leurs agresseurs qui mettent en place des stratégies pour exercer leur pouvoir sur l'autre. L'emprise est donc la résultante d'une relation inégalitaire dans le but de contrôler et dominer l'autre. Nous découvrirons que ces agresseurs ont des profils similaires et des traits de personnalité bien spécifiques.

Le cycle de la violence

Le cycle de la violence s'effectue en quatre étapes.

Il démarre dans un climat de tension et de peur qui se transforme rapidement en agression. C'est alors qu'explose la violence. Vient ensuite la justification de l'agresseur sur l'acte qu'il a commis, conférant à la victime de la culpabilité, le déresponsabilisant et le laissant ainsi dans le déni. Une période de rémission que l'on appelle « lune de miel » permet à l'agresseur de se faire pardonner ses actes violents et octroie de l'espoir et un retour de la confiance chez la victime.

Ce cycle peut se répéter plus ou moins régulièrement et s'accélérer avec le temps[1]. C'est de cette façon, qu'au fur et à mesure que ce cycle se produit, la femme est tellement violentée et donc anéantie qu'il n'y a plus besoin que l'homme passe par la rémission. Il n'a, d'ailleurs, plus besoin de justifier sa violence et la relation vacille entre tension et agression.

---

[1] Karen Sadlier, Edouard Durand, Ernestine Ronai, *Violences conjugales, un défi pour la parentalité*, Dunod, 2020 (page 67)

Dans les témoignages recueillis auprès de nos patientes, ce cycle est nettement distinct.

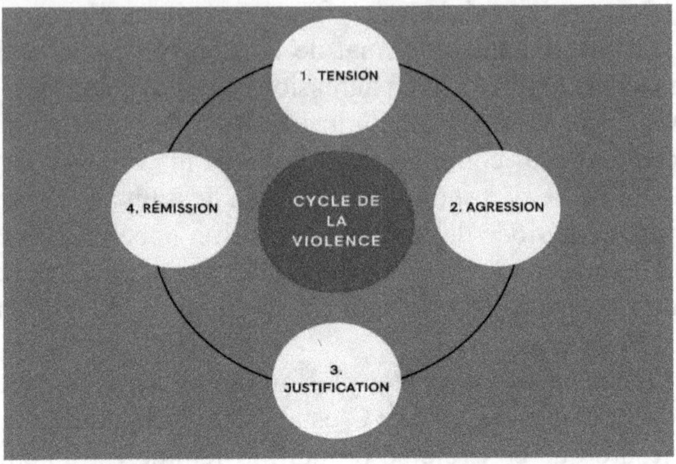

Stratégies des agresseurs

Lors des entretiens avec les patientes, j'ai pu observer que les agresseurs avaient recours à des stratégies bien définies qui étaient, très souvent, identiques les unes aux autres, « pas forcément conscientes de leur part, mais très efficaces pour garder leur proie… qui visent à exercer un pouvoir sur l'autre[1] ».

Lorsqu'il s'agit de violences intrafamiliales et notamment conjugales, j'ai pu noter que la notion d'emprise était flagrante. La séduction de départ laisse place ensuite à la dévalorisation de la femme. Lorsque je parle de séduction, j'implique la séduction de l'agresseur qui tente au départ de fasciner sa compagne et de capter sa confiance pour l'enfermer in fine dans une relation toxique. Pour ce qui est de la dévalorisation, j'entends par là que tout ce que la femme peut dire est dénigré. A la suite des violences répétées, la femme est utilisée et « décervelée » dans le sens où la violence confère sur le long terme une usure mentale. La femme perd en autonomie, en estime d'elle-même et devient, au fil du temps, dépendante affectivement parlant.

L'agresseur a encore recours à d'autres stratégies bien définies[2] :

- Il choisit sa victime en fonction de sa vulnérabilité ;
- Il isole sa victime, la dévalorise, l'humilie et la chosifie ce qui tend à lui faire perdre confiance en elle et la déstabilise avec la double conséquence qu'elle ne répliquera plus et perdra l'estime d'elle-même. Il la prive de ses ressources et de ses proches ;

---

[1] Karen Sadlier, Edouard Durand, Ernestine Ronai, *Violences conjugales, un défi pour la parentalité*, Dunod, 2020 (pages 68, 69)

[2] Ibidem (pages 69, 70, 71) + Muriel Salmona, *Le livre noir des violences sexuelles*, Dunod, 2022 (page 253)

- Il inverse également la culpabilité. L'agresseur transfère la responsabilité de la violence à la victime et reste dans le déni total. Il ne reconnait aucune responsabilité dans le passage à la violence ;
- Il fait régner la peur et la terreur dans son couple ou dans sa famille et instaure un climat d'insécurité. Il peut se présenter comme tout puissant, user de chantage, de menaces et de représailles sur les proches ;
- Il essaie par ailleurs de recruter des alliés (parfois des professionnels), peut organiser une coalition contre les faibles ou impliquer la victime potentielle dans le déroulement des faits. Il impose à la victime le silence pour l'empêcher de révéler les violences. L'objectif de l'agresseur est, pour ainsi dire, de mettre en place des moyens pour assurer son impunité.

Par ces stratégies, on comprend mieux pourquoi ces violences ont duré dans le temps en s'exerçant sur plusieurs années, comme en témoignent les patientes dans leurs récits.

J'ai également pu observer chez les patientes interrogées qu'une plainte avait été retirée par peur, ce qui démontre que la femme était sous l'emprise de son conjoint à ce moment précis.

A l'heure actuelle, lorsqu'il y a dépôt de plainte, une enquête est ouverte même si le retrait de plainte est réalisé par la victime, ce qui permet à la justice de faire son travail et que l'agresseur puisse être jugé pour les actes qu'il a commis. Le ministère public a en effet l'opportunité des poursuites et pourra poursuivre l'auteur des faits bien que la victime ne veuille plus dénoncer les faits car le ministère public représente les intérêts de la société et que les violences constituent de fait un trouble à l'ordre public. Ce n'est pas nouveau ; néanmoins, cela est réalisé grâce à l'évolution de la société. Les violences constituent de fait un trouble à l'ordre public.

Profils des agresseurs

Linda TROMELEUE, psychologue clinicienne, thérapeute familiale spécialisée dans la prise en charge des victimes de violences intra et extra familiales, praticien EMDR certifié, membre permanent de la CIIVISE, précise que *le cycle de la violence apparait chez des adultes qui ont probablement souffert lorsqu'ils étaient enfant d'angoisses de trois types : angoisses d'abandon, angoisses de dépendance et angoisses d'anéantissement.* A l'âge adulte, ces angoisses se sont chronicisées sous forme délictuelle. Beaucoup d'agresseurs n'expriment pas de souffrance car celle-ci est passée.

Les angoisses d'abandon non métabolisées s'activent. Les hommes qui en souffrent mettent en place des manœuvres et des coercitions qui s'étendent aux enfants. Ce qu'ils ne contrôlent pas en eux, ils cherchent à le contrôler chez les autres. Ils savent très bien que ce qu'ils commettent est trop grave et qu'ils risquent d'être quittés. Ils changent alors et soufflent le chaud et le froid. Ces hommes vont intimer à la femme de rester. Ils sont dépendants de la présence de l'autre.

Les agresseurs souffrent de trouble de l'attachement. Le style d'attachement chez l'enfant est celui que l'on retrouve à l'âge adulte. Si celui-ci était insécurisant dans l'enfance, il est probable qu'il le soit à l'âge adulte.

Le Docteur Karen SADLIER, Docteur en psychologie clinique et psychopathologique à Paris, Directrice du département Enfant de l'institut de victimologie et Psychologue clinicienne victimologie, membre du groupe de travail enfants de la Mission interministérielle pour la protection des femmes contre les violences et la lutte contre la traite des êtres humains (MIPROF), ancienne secrétaire générale de la Société européenne des études sur le stress et le trauma précise que les auteurs de violences présentent le faisceau de traits de personnalité suivants :

- Fusionnel ;
- Impulsif ;
- Egocentré (le monde tourne autour de lui, ne comprend pas que l'autre a des envies, a du mal à comprendre que l'enfant a ses propres besoins) avec des difficultés de remise en question et d'empathie pour autrui ;
- Maîtrise et contrôle. L'auteur a besoin de maitrise et de contrôle. Il maitrise l'autonomisation et la différenciation de la femme et des enfants. Il inverse la responsabilité de ses actes et cherche à reporter la faute sur l'autre. L'enfant dont le parent est auteur de violence dans le couple ne reçoit pas le bon message et risque à son tour de subir ou commettre de la violence.
- Neurologique : faible seuil de tolérance à la frustration. Quand ces auteurs sont frustrés, ils sont violents. Ils présentent encore une imprévisibilité et une grande immaturité psychologique, une immaturité affective et une faible maturité émotionnelle[1].

Il est important de souligner que tous les hommes violents sont à la fois dangereux et imprévisibles.

La personne victime de violence est considérée comme un objet par son agresseur. Ce dernier la « chosifie ». L'apparition de la violence met un terme à la relation comme son nom l'entend. De manière générale, les conséquences psychotraumatiques sont lourdes et la violence subie aggrave la condition de handicap de la victime si celle-ci en est porteuse. Le Docteur Muriel SALMONA précise que les personnes présentant des situations de handicap lourd ou retard mental vont davantage être exposées aux violences sexuelles.

---

[1] Karen Sadlier, Edouard Durand, Ernestine Ronai, *Violences conjugales, un défi pour la parentalité*, Dunod, 2020 (pages 26, 38, 47, 134, 329)

2-3 Conséquences du psychotraumatisme[1]

Le Docteur Muriel SALMONA précise que « les troubles psychotraumatiques sont des preuves médico-légales et les symptômes psychotraumatiques sont universels et pathognomoniques[2] (preuves des traumatismes) ».

« Une étude a montré que 70% de patients hospitalisés ou suivis en psychiatrie ont été exposés à des situations traumatiques » et ont subi de graves violences depuis l'enfance.

Les conséquences sur la santé sont importantes.

Les violences subies et les négligences graves dans l'enfance sont un déterminant de la santé 50 ans après, à savoir que les victimes présentent « une augmentation considérable de morts précoces, de pathologies organiques, de pathologies mentales, de conduites addictives (alcool, drogues, tabac), de troubles de l'alimentation, de conduites sexuelles à risques et de risque de subir à nouveau des violences tout au long de leur vie ou d'en commettre ». Elles présentent également des risques de suicide et tentatives de suicide, de troubles anxieux, de troubles de dépression voire de dépressions à répétition, de troubles cardio-vasculaires, pulmonaires, de pathologies endocriniennes lourdes, de diabète, de troubles immunitaires, gynéco-obstétricaux, ORL, digestifs, de cancers, et bien d'autres.

Selon des enquêtes récentes, « 1 victime de viol sur 3 a présenté des troubles alimentaires (anorexie, boulimie et obésité) ».

En 2017, ces problèmes ont été reconnus comme problème de santé publique grave.

---

[1] Muriel Salmona, *Le livre noir des violences sexuelles*, Dunod, 2022 (pages XXXVIII, XL, 2, 3, 4, 7, 29, 31, 87)

[2] Cf Glossaire

Face à ces violences subies, les victimes mettent en place des stratégies de survie.

Des conduites sont mises en place pour survivre face aux violences subies et ces stratégies permettent ainsi aux victimes de contrôler leur espace de sécurité. Les victimes ont recours à des conduites dissociantes qui déconnectent de la réalité en altérant la conscience comme l'alcool, la drogue ou encore des comportements violents contre soi ou contre autrui. Lorsque cette stratégie se fait par l'exercice de la violence, il s'agit d'un mécanisme de prise de pouvoir et d'esclavagisme d'autrui pour traiter ses propres traumatismes.

L'absence de soins est responsable des conséquences de tous ces risques, à savoir rappelons-le un risque de subir de nouvelles violences ou d'en commettre, un facteur de risque de précarité et d'aggravation des inégalités et des situations de handicap et de vulnérabilité.

C'est pourquoi la victime doit être identifiée, accompagnée, protégée et soignée.

La majeure partie de ces graves conséquences pourrait être évitée si ces victimes étaient identifiées, si une protection était mise en place et si des soins spécifiques étaient prodigués.

Traiter les psychotraumatismes à l'origine des problèmes de santé est efficace, d'autant plus si les soins sont précoces.

En fonction de la gravité des violences subies et de la fréquence, l'espérance de vie peut être réduite de 20 ans.

La dissociation

Face à la réalité de la violence subie, la victime met en place un phénomène de dissociation qui correspond à une forme d'anesthésie qui calme la souffrance mentale et physique face à la violence.

La dissociation se définit comme un trouble de l'identité, de la mémoire, de la conscience et de la perception de l'environnement.

La dissociation coupe les réactions émotionnelles. Cet état de dissociation permet à la victime d'être déconnectée.

Ces personnes dissociées sont des proies pour les prédateurs. Elles sont hyper vulnérables et déconnectées de leurs capacités à agir. L'agresseur prend le pouvoir sur elles car elles ne s'opposent pas.

Lorsqu'une personne est dissociée, tout l'atteint, pénètre et augmente le traumatisme.

Des éléments peuvent venir réactiver le traumatisme sans que la personne dissociée ne fasse le lien. Cela peut être des odeurs, des paroles ou des bruits. L'évènement revient hanter la victime mais lorsque la personne est dans cet état, elle n'arrive pas à relier ces éléments à l'évènement.

La haine et le mépris de l'agresseur colonisent la victime.

« Les conduites à risque paradoxales (conduites addictives, mises en danger, automutilations) sont des conséquences d'une mémoire traumatique de violences antérieures… Elles sont un moyen anesthésiant et dissociant très efficace à court terme, pour échapper à un mal-être insupportable et incompréhensible, produit par cette mémoire traumatique. »

La réponse émotionnelle traumatique

Toute situation qui vous met face à une mort immédiate ou une situation de violence avec la volonté de nuire (violence intentionnelle avec volonté de porter atteinte à l'intégrité physique et mentale d'autrui) *peut provoquer un traumatisme.*

Karen SADLIER précise que « la première condition pour l'élaboration du diagnostic est d'être victime ou témoin d'un acte impliquant une menace vitale ou une atteinte à l'intégrité de soi-même ou d'autrui[1] ».

Les violences sexuelles et intra familiales sont pourvoyeuses de situations traumatiques.

Le stress post-traumatique est aujourd'hui reconnu et met en évidence l'apparition de cauchemars, réminiscences diurnes où se rejoue la scène traumatique, des conduites d'évitements, des phobies, des stress perpétuels, une hypervigilance et une réactivité neuro végétative.

Chez l'enfant, la violence dans le couple peut provoquer un trouble post traumatique par le sentiment de terreur qui en découle et retentit sur l'estime de soi en affectant considérablement la confiance[2].

Les conséquences sont d'autant plus graves si les traumatismes sont répétés.

Si la victime est confrontée à l'agresseur dans la durée, on parle de traumatisme complexe. C'est là que l'on retrouve le plus de dissociation. Les plus dissociés paraissent les moins traumatisés car ils ont mis en place des stratégies d'évitement ou d'hypervigilance.

La dissociation est responsable d'amnésie et entraîne une anesthésie émotionnelle d'une mémoire traumatique.

---

[1] Karen Sadlier, Edouard Durand, Ernestine Ronai, *Violences conjugales, un défi pour la parentalité*, Dunod, 2020 (page 24)

[2] Ibidem (page 43)

« 28% développent des risques psychotraumatiques face aux évènements traumatiques tous confondus. »

Le risque est plus fort dès lors qu'il y a une situation cruelle, de volonté de détruire quelqu'un et d'autant plus lorsque la personne est censée vous aimer et vous protéger.

Plus l'enfant est jeune et incapable de verbaliser, plus il va être atteint de troubles psychotraumatiques.

On a longtemps pensé que ces troubles étaient d'ordre psychologique, néanmoins il est démontré que *ces troubles ont des marqueurs physiologiques et neurologiques importants.* Ils s'observent sur le cerveau et les connexions neuronales.

Lors d'une situation traumatique, l'amygdale cérébrale s'allume. Elle perçoit alors l'intensité du danger ayant pour conséquences l'alerte et la production de cortisol. Néanmoins, le cortex est sidéré face à la violence inouïe de la situation. Ceci explique la paralysie de nombreuses victimes. Comme le cortex ne répond pas, le volume de l'amygdale augmente.

Cette augmentation de l'adrénaline et de cortisol (neurotoxique) entraîne une toxicité cardiaque et neurologique, c'est là que le traumatisme se produit.

En situation de stress extrême, un système de disjonction se met en place. La personne passe alors dans un état irréel, étrange et peut se sentir spectatrice de la situation. La perception est modifiée et l'anesthésie émotionnelle coupe les sensations de douleur.

Sans une prise en charge adaptée, ces troubles peuvent avoir un impact tout au long de la vie. On ne peut pas vivre avec une mémoire traumatique. Cet état de stress est toxique.

Si les conditions sont bonnes, les atteintes neurologiques cérébrales liées au traumatisme peuvent se réparer comme le rappelle le Docteur Muriel SALMONA. C'est pourquoi, il est indispensable de se faire soigner face à un traumatisme. « Les soins spécialisés permettent d'éviter la presque totalité des conséquences des violences sexuelles sur la vie et la santé des victimes traumatisées. »

Sortir de l'état traumatique

Tant que la victime est exposée au danger, elle est en état de dissociation, soit déconnectée.

L'amygdale cérébrale reste « allumée » tant que la personne se trouve dans cette situation. Lorsqu'elle sort du danger, elle sort de cette dissociation.

La levée traumatique se produit donc lorsque la personne n'est plus exposée aux violences.

La compréhension des évènements permet de faire fonctionner le cortex et donc d'apaiser la victime de violences. Lorsque toutes les conduites dissociantes sont travaillées à l'aide d'un professionnel spécialisé, cela permet de les appréhender et d'avoir une compréhension des faits de plus en plus précise.

Guérir c'est ressentir l'horreur des choses mais ne pas les revivre.

De cette manière, la victime peut alors entamer le processus de guérison. L'hippocampe se répare et le cortex reprend sa taille normale.

Il est important que les victimes retrouvent leur place et un environnement sécurisant. La sensation qu'on leur a volé des années est souvent présente.

3- Vers de nouvelles pratiques professionnelles pour une meilleure protection de la victime

« Seule on va plus vite, mais ensemble on va plus loin. »
Delphine MICHEL
J'arrête le grignotage en 4 semaines

Cette dernière partie consacrée aux nouvelles pratiques professionnelles et à la protection de la victime s'appuie sur les enseignements du Diplôme Universitaire sur les Violences Faites aux Femmes et notamment les cours d'Edouard DURAND, Ernestine RONAI, Mathilde DELESPINE, Emmanuelle PIET et Docteur Mélanie VOYER.

L'amélioration de nos pratiques professionnelles a pour objectif principal d'aider nos patients non seulement dans le cadre de notre parcours de chirurgie bariatrique, mais également dans le cadre de la prise en charge médicale de l'obésité pour que les patients puissent se sentir davantage accompagnés sur les plans physiologiques et psychologiques. Décrypter la singularité des parcours de vie de chaque patient permettra à l'équipe de mettre en place un accompagnement sur mesure pour traiter les TCA ou difficultés de nos patients afin de les aider à renouer avec une alimentation en pleine conscience. Le but étant que les patients que nous suivons puissent appréhender leurs repas de manière plus sereine et que leur rapport avec la nourriture soit apaisé.

Il est également apparu essentiel que les consultations et les hospitalisations de jour soient des lieux où les patients puissent se sentir dans un environnement confiant et rassurant et que ce puisse être le moment pour eux de se confier et de livrer leurs difficultés de vie.

L'ensemble de l'équipe ayant fait le constat, à l'unanimité, que la notion de violence était flagrante et quasi omniprésente, il a semblé indispensable que cette question sur l'existence d'éventuelles violences vécues puisse être soulevée de manière systématique. Le parcours de chirurgie bariatrique semble être, en effet, particulièrement propice à rencontrer des patients dont la violence a résonné au cours de leur existence.

C'est ainsi que l'équipe s'est appuyée sur les recommandations de la Haute Autorité de Santé d'octobre 2019 pour réaliser ce questionnement systématique. Une évaluation des pratiques professionnelles a été réalisée afin de *mettre en place des mesures professionnelles protectrices.*

3-1 Les recommandations de la Haute Autorité de Santé d'octobre 2019

Le dépistage systématique « fait partie des recommandations du plan national contre les violences sexistes et sexuelles depuis 2018[1] ».

« Dans ses travaux sur le « Repérage des femmes victimes de violences au sein du couple » publiés en 2019, la HAS recommande aux professionnels de santé de premier recours de questionner leurs patientes lors de la consultation, même en l'absence de signe d'alerte, sur d'éventuelles violences conjugales actuelles ou passées[2]. »

---

[1] Muriel Salmona, *Le livre noir des violences sexuelles*, Dunod, 2022 (page 225)

[2] Communiqué de presse du 23/11/2022 « Violences faites aux femmes : la HAS publie un nouvel outil d'aide au repérage »

Les messages clés des recommandations de la HAS – Octobre 2019[1]

La HAS propose les recommandations suivantes :

- « Questionner sans signes d'alertes pendant l'anamnèse / l'entretien. »
- « Il est recommandé d'intégrer le questionnement systématique dans la démarche diagnostique médicale (entretien, constitution du dossier médical, examens cliniques et paracliniques), a fortiori chez la femme enceinte. »
- « Le groupe de travail s'accorde sur le fait que le questionnement sans point d'appel n'induit pas d'effet néfaste chez les patientes. »

Il ne suffit pas de poser la question. Il faut également être attentif lors de l'examen clinique (présence d'ecchymoses…).

L'examen doit être compris, consenti et utile (exemple : examen pelvien).

La pratique du repérage systématique n'a pas d'effet négatif sur la patiente. Il n'est pas négatif pour la santé.

N'oublions pas que *l'injonction au silence est présente dans 99% des cas de la part de l'agresseur.*

[1] Recommandations de la Haute Autorité de Santé octobre 2019

Pourquoi réaliser un questionnement systématique ?

Mathilde DELESPINE, Sage-femme au CHU de Rennes, Coordonnatrice du projet Maison des Femmes, précise que le questionnement systématique est à réaliser pour les raisons suivantes :

- Parce qu'il est très difficile de parler spontanément des violences ;
- Parce que le silence n'est jamais un choix de la victime mais toujours un dictat que l'agresseur lui impose ;
- Pour briser la loi du silence et la solitude des victimes et ouvrir une porte ;
- Pour que la victime sache que c'est un sujet de notre domaine de compétence (social/médical/judiciaire) ;
- Pour réduire la tolérance des femmes, l'aggravation des risques et les conséquences profondes sur la personnalité ;
- Et aussi parce qu'il est bien accepté.

Mathilde DELESPINE insiste sur le repérage systématique qui permet de libérer la parole, briser la loi du silence et rompre la solitude. Elle ajoute qu'« une question de repérage des violences ne peut pas faire décompenser une personne victime ». La question va permettre à la victime de se reconnecter à ses émotions et la parole libérée va lui permettre de penser à sa situation avec un nouveau regard[1].

Le Docteur Muriel SALMONA expose que trop rarement la question des violences subies est posée par les professionnels des secteurs du social et de la santé, ce qui limite le dépistage des conséquences psychotraumatiques de ces violences, d'où l'importance de réaliser ce questionnement[2].

---

[1] Ernestine Ronai, Edouard Durand, *Violences conjugales, le droit d'être protégée*, Dunod, 2017 (pages 55, 56)

[2] Muriel Salmona, *Le livre noir des violences sexuelles*, Dunod, 2022 (page 87)

Comment réaliser le questionnement systématique ?

Il est préconisé de créer *un environnement favorable qui garantit la confidentialité. Il est important que la femme soit seule*, sans accompagnant, *pendant la consultation médicale*.

L'approche globale doit favoriser la *confiance*, le *calme* et la *bienveillance*.

Il est conseillé d'avoir recours à des *questions de préférence ouvertes*, avec lesquelles le professionnel de santé se sent à l'aise, et adaptées à la patiente.

Il n'y a pas de bonnes ou de mauvaises questions. La meilleure question est celle qui convient au professionnel.

Questions de la HAS

La HAS propose une série de questions que le professionnel de santé est à même d'utiliser dans le cadre de ses fonctions.

« Comment vous sentez-vous à la maison ? »

« Comment votre conjoint se comporte-t-il avec vous ? »

« En cas de dispute, cela se passe comment ? »

« Comment se passent vos rapports intimes ? Et en cas de désaccord ? »

« Avez-vous peur pour vos enfants ? »

« Avez-vous déjà été victime de violences (physiques, verbales, psychiques, sexuelles) au cours de votre vie ? »

« Avez-vous vécu des évènements qui vous ont fait mal ou qui continuent de vous faire du mal ? »

« Avez-vous déjà été agressée verbalement, physiquement ou sexuellement par votre partenaire ? »

« Vous est-il déjà arrivé d'avoir peur de votre partenaire ? »

« Vous êtes-vous déjà sentie humiliée ou insultée par votre partenaire ? »

Les recommandations de la HAS sont essentielles et à suivre scrupuleusement pour une prise en charge complète du patient.

3-2 Des mesures professionnelles protectrices

Dans le cadre de la revue de pertinence des pratiques, il est possible d'effectuer des Evaluations des Pratiques Professionnelles (EPP) afin de chercher des améliorations de nos pratiques. C'est ainsi que le chemin clinique du parcours patient de chirurgie bariatrique a été retravaillé grâce aux remarques émises par les patientes lors des entretiens.

La parole des patientes a été entendue et partagée avec l'équipe de chirurgie bariatrique afin de tendre vers des mesures professionnelles protectrices.

Le dépistage universel des victimes de violences par les professionnels de la santé est une nécessité.

L'enquête « Cadre de vie et sécurité » (CVS 2012-2019) indique que les médecins et les psychiatres sont les premiers professionnels auxquels les victimes de violences sexuelles s'adressent. Pourtant, seulement 2% de femmes sont identifiées par les médecins comme victimes de violences alors que 22 à 35% de ces femmes qui consultent dans les services d'urgence des hôpitaux présentent des symptômes consécutifs à des violences.

Parce que « repérer, orienter et accompagner une femme victime vers la sortie des violences relève d'une démarche collective[1] », je vais exposer dans ce point les mesures professionnelles protectrices mises en place par notre établissement de santé.

[1] Karen Sadlier, Edouard Durand, Ernestine Ronai, *Violences conjugales, un défi pour la parentalité*, Dunod, 2020 (page 75)

Le questionnement systématique

L'équipe de chirurgie bariatrique s'est réunie pour discuter des pratiques professionnelles et a participé de façon collégiale à des réflexions afin de tendre vers des mesures professionnelles protectrices.

D'emblée, il apparaissait difficile pour certains membres de l'équipe d'aborder le questionnement systématique sur l'existence d'éventuelles violences auprès de nos patients. Néanmoins, après discussions et échanges sur la thématique, il a été approuvé que le chirurgien puisse au décours de la première consultation aborder la notion de violence avec le patient en expliquant qu'il ne fallait pas hésiter au cours du parcours à discuter du sujet. L'idée est de faire germer la réflexion dans l'esprit du patient qui est ainsi libre d'en parler lors du premier hôpital de jour. Cet HDJ étant assez lourd, il a été convenu avec la psychologue qu'elle attende la consultation mise en place par ses soins 1 mois après ce premier HDJ pour poser la question, dans le cas où cette notion n'aurait pas été évoquée par le patient.

Il a été défini des axes d'améliorations dans chaque spécialité, à savoir la diététique, l'activité physique et l'aspect psychologique.

- Sur le plan diététique

Le professionnel en diététique appuie désormais sa démarche en questionnant le patient sur deux points :

- Est-ce que votre entourage est soutenant dans votre démarche ?
- Est-ce que vous mangez seul ?

Ces questions ont vocation à déterminer une éventuelle pression ou violence environnante.

• Sur le plan physique

L'enseignant en activité physique adaptée et santé questionne désormais systématiquement le patient sur le point suivant :

- Ressentez-vous une pression pour pratiquer le sport (amis, famille, entourage) ?

Cette question permettra de définir si la motivation du patient est intrinsèque[1] ou extrinsèque[2]. Dans ce parcours, l'enseignant en APA travaille la motivation du patient à reprendre l'activité physique. Les résultats seront moindres si celle-ci est extrinsèque du fait d'une pression de l'entourage pouvant transparaître comme de la violence suite à un jugement des actes du quotidien alors que l'activité sera souvent irréalisable par la condition physique de ces patients. Tandis que si elle est intrinsèque, la remise en place de l'activité physique aura plus de chance de réussite sans culpabilité du patient.

• Sur le plan psychologique

Le professionnel en psychologie questionne désormais systématiquement le patient sur le point suivant :

- Avez-vous déjà vécu des situations de violences ?

Cette question permettra d'établir l'existence ou non de violences et de définir les éventuelles conséquences engendrées par celles-ci lorsqu'il y en a eu. Le psychologue sera à même d'orienter le patient vers un suivi psychologique plus approfondi si cela semble nécessaire.

Poser directement et systématiquement la question de l'existence de violences au cours d'un entretien en tête à tête semble la meilleure manière pour dépister les violences[3].

---

[1] Cf Glossaire

[2] Cf Glossaire

[3] Karen Sadlier, Edouard Durand, Ernestine Ronai, *Violences conjugales, un défi pour la parentalité*, Dunod, 2020 (page 71)

Des campagnes de sensibilisation et de prévention sur les violences

Il a semblé opportun d'afficher des campagnes publicitaires sur la prévention des violences faites aux femmes dans les diverses salles d'attente où transitent nos patients afin de les sensibiliser lors de leur venue dans nos locaux.

« La présence d'affiches et/ou de dépliants sur les violences faites aux femmes alertera la victime sur votre particulière attention à cette problématique[1]. »

C'est ainsi que j'ai réalisé, en collaboration avec le service communication, deux affiches institutionnelles de sensibilisation/prévention. L'une dédiée à l'ensemble de nos médecins et soignants est affichée dans tous les postes de soins de l'hôpital et l'autre à destination des patientes est affichée dans les salles d'attente des consultations, des urgences adultes, des urgences gynécologiques et des urgences pédiatriques[2]. Ces deux supports de communication ont également été diffusés sur l'intranet de notre établissement pour une plus large visibilité.

---

[1] Karen Sadlier, Edouard Durand, Ernestine Ronai, *Violences conjugales, un défi pour la parentalité*, Dunod, 2020 (page 70)
[2] Cf Annexe 3

Sensibilisation des professionnels de santé

Courant décembre 2024, je suis intervenue à l'Institut de Formation des Aides-Soignants et à l'Institut de Formation en Soins Infirmiers rattachés au Centre Hospitalier de Rambouillet afin de sensibiliser nos étudiants non seulement à l'égalité professionnelle entre les femmes et les hommes mais également aux violences et à la nécessité du repérage systématique dans le cadre des soins qu'ils seront amenés à prodiguer.

Cette démarche s'étend sur 2025 avec plusieurs interventions programmées pour sensibiliser les élèves infirmiers de 1re, 2e et 3e année.

Il est souhaitable que cette démarche s'étende aux professionnels du soin tous confondus.

Mise en place de l'Education Thérapeutique du Patient

L'Education Thérapeutique du Patient (ETP) consiste en un processus de renforcement des capacités du patient et/ou de l'entourage et à prendre en charge l'affection qui le touche. L'ETP ne se limite pour autant pas à la prise en charge de la maladie. En effet, elle permet d'accompagner les patients au changement, aide ces derniers à reprendre confiance en leurs capacités pour apprendre à prendre soin d'eux-mêmes. Nous avons pu voir à travers les 41 récits des patientes interrogées dans le cadre de mon étude que le vécu de chacune retentissait sur leur maladie avec des impacts non négligeables. Il est donc d'autant plus important que les professionnels soutiennent ce « pouvoir d'agir » auprès du patient qui est alors essentiel pour que les patients engagent par eux-mêmes et pour eux-mêmes des actions qui favorisent une amélioration de leur qualité de vie avec la maladie.

Un Bilan Educatif Partagé (BEP) est la première étape du processus éducatif. Il permet de créer une alliance thérapeutique et s'instaure dans un climat de confiance. La HAS explique que ce bilan vise à « connaître le patient, identifier ses besoins, ses attentes et sa réceptivité à la proposition de l'ETP ». En d'autres termes, ce BEP est un temps indispensable permettant d'initier la rencontre entre le professionnel et le patient, ainsi que l'exploration des contextes de vie de la personne singulière, chaque personne ayant en effet des parcours différents et des histoires de vie uniques. Ces histoires de vie peuvent influer sur la maladie, d'où la nécessité lors de ce BEP d'explorer ces contextes de vie afin d'identifier les besoins, les attentes, les priorités et les objectifs de chaque patient.

L'ETP a été instaurée dans notre établissement de santé pour l'activité de chirurgie bariatrique courant 2023.

Lors de ces réunions d'informations, la présence d'un ancien patient dit « expert » ou « partenaire » contribue à favoriser les échanges entre les participants.

Un patient expert ou partenaire, est un individu qui est concerné comme patient ou parent par une maladie chronique et développe au fil du temps une connaissance fine de la maladie. L'expérience personnelle de chaque patient contribue à mettre en lumière la connaissance que le sujet a de sa maladie dans son quotidien de vie. En effet, ces savoirs expérientiels sont précieux et utiles à être partagé. Le patient partenaire considéré comme un nouveau type d'acteur du système de santé dispose ainsi d'une expertise dans le vécu quotidien d'une pathologie ou d'une limitation physique liée à son état.

Les soignants participent à cette éducation thérapeutique en prenant conscience de l'importance de transformer leurs représentations afin de transformer leurs comportements. C'est ainsi que la posture du professionnel évolue, l'amenant à considérer le patient comme un individu à part entière plutôt que de le réduire à sa maladie. Le professionnel adopte un nouveau regard sur le patient, ce qui participera à modifier le propre regard du patient sur lui-même et sur sa maladie.

Pour cela il est nécessaire que les soignants s'interrogent sur les difficultés des patients qui vivent avec une maladie chronique, qu'ils analysent leurs ressources, qu'ils définissent ce qui les aide à aller mieux et qu'ils s'interrogent sur ce que les patients voudraient voir s'améliorer dans leur vie ainsi que leurs priorités.

Ainsi, il leur sera plus aisé de s'engager dans une posture éducative centrée sur la personne en tant que sujet du soin.

Les différents intervenants thérapeutiques ont suggéré d'ajouter à la réunion d'information animée par le chirurgien des ateliers tournés vers la diététique, la psychologie et l'activité physique adaptée en se calquant sur des activités proposées par certaines associations.

L'Association Les Petits Poids, située dans le département de la Somme, propose par exemple une multitude d'activités, à savoir des ateliers pour apprendre à cuisiner équilibré à petit budget, sophrologie, art thérapie, activité physique adaptée (gym, cardio, renforcement musculaire), groupes de parole.

Notre partenaire, l'Association Poids Plumes France dont les valeurs d'Engagement, Entraide, Bienveillance, Expérience et Présence sont les maîtres mots accompagne également si besoin nos patients.

C'est au détour d'une formation portant sur l'éducation thérapeutique du patient dispensée par Franck MANZONI, formateur en Education Thérapeutique du Patient, que j'ai réalisé avoir entamé une démarche au sein de mon équipe de professionnels. En effet, j'ai initié un travail auprès de l'équipe de chirurgie bariatrique qui s'inscrit dans une démarche d'éducation thérapeutique en la sensibilisant à la prise en compte de l'aspect psychologique de nos patients qui, au cours de leur vie, peuvent avoir vécu des violences pour lesquelles des psychotraumatismes peuvent influer leur maladie.

Les ateliers animés amènent nos patients à réfléchir en pleine conscience pour leur permettre de prendre conscience de leur corps, de leurs pensées ainsi que de de leurs émotions et d'établir un lien avec les distorsions cognitives et l'impact de la psyché sur l'image du corps.

3-3 Protection de la victime

Toutes les femmes victimes de violences vont avoir des besoins différents en termes de prise en charge. Chaque victime va avoir son propre rythme et pour certaines l'accompagnement peut être plus compliqué. La prise en charge doit être globale et interdisciplinaire. C'est ainsi qu'il existe un panel de solutions différentes et le système est riche de dispositifs.

Mathilde DELESPINE précise qu'« une évaluation du danger va permettre de hiérarchiser les actions : accompagnement, orientation, mise en sécurité immédiate, information préoccupante, signalement[1] ».

Venir en aide à toute personne victime de violence est un processus complexe qui nécessite aux professionnels des connaissances pointues dans le domaine. Afin de mieux répondre aux besoins des victimes, les professionnels doivent mieux comprendre les mécanismes des violences. La formation au repérage des violences permettra non seulement d'orienter les victimes vers les bons interlocuteurs mais également de répondre de façon adaptée à leur souffrance. Les professionnels peuvent s'appuyer en interne au sein de leur structure mais également en externe en s'appuyant par exemple sur des réseaux.

Après des violences, une victime doit réapprendre à vivre. Déconstruire la stratégie de l'agresseur et envisager un avenir sans violence demandent de la part des professionnels une mise en sécurité de la victime avec « un accompagnement administratif, juridique et professionnel favorisant l'autonomie et l'accès au logement[2] ».

Emmanuelle PIET confirme l'intérêt du repérage systématique et explique que l'accompagnement d'une

---

[1] Ernestine Ronai, Edouard Durand, *Violences conjugales, le droit d'être protégée*, Dunod, 2017 (pages VIII, 54, 62, 63, 70, 76, 77)
[2] Ibidem (page 71)

victime s'appuie sur plusieurs méthodes, notamment celles d'« aider la victime à comprendre la stratégie de l'agresseur, l'aider à comprendre ses symptômes et l'aider à lutter contre les angoisses[1] ».

Docteur Mélanie VOYER précise qu'il est nécessaire d'apporter des soins aux victimes pour les traumatismes liés aux violences qui ont un impact psychique avec « des conséquences sur la qualité de vie » de la victime, « sur sa santé » ou encore « sur les relations aux autres[2] ».

Les professionnels pourront encore orienter les victimes vers « les associations d'aide aux femmes victimes qui jouent un rôle très important dans l'accompagnement des femmes[3] ».

---

[1] Ernestine Ronai, Edouard Durand, *Violences conjugales, le droit d'être protégée*, Dunod, 2017 (page 47)
[2] Ibidem (page 75)
[3] Ibidem (page 83)

CONCLUSION

Les coûts de l'obésité et de la violence sont extrêmement importants. Le rapport du Trésor rendu en 2016 sur des données de 2012 chiffrait à plus de 20 milliards par an le coût de l'obésité. Quant aux « coûts de la violence à l'égard des femmes et des filles », ils sont, dans la plupart des pays, « évalués entre un et plusieurs milliards d'euros par an[1] ».

Les projections de l'OMS pour 2030 en France font peur, c'est un passage des 17% actuels d'adultes en obésité à 27 ou 30%. Ces pronostics ont été réalisés avant le COVID et avant la guerre en Ukraine. L'obésité a donc tous les risques de flamber.

Les conclusions de l'étude que j'ai menée auprès de nos patientes opérées en 2022 et 2023 démontrent la corrélation entre obésité et violence. Les victimes et co-victimes de violences sont devenues, par la force des choses, des personnes plus vulnérables. C'est ainsi que l'on peut dresser le triste constat que ces violences ont un lien avec l'obésité et que parfois c'est l'obésité elle-même qui a conduit à de la violence envers la personne obèse.

Il est à déplorer que tout ce qui n'est pas « standard » fait peur. Les personnes obèses considérées comme « hors normes » sont, en effet, souvent exclues. A croire que la perte de contrôle joue un rôle considérable dans la violence et amène à de la grossophobie. J'entends par « perte de contrôle » non seulement celles des patients souffrant d'obésité et qui parfois perdent le contrôle de leur alimentation ou au contraire contrôlent de manière excessive leur alimentation, mais également j'inclue cette notion à toutes ces personnes qui ont peur de l'obésité et qui n'ont pour ainsi dire pas de contrôle sur leur propre ressenti.

---

[1] Muriel Salmona, *Le livre noir des violences sexuelles*, Dunod, 2022 (page 86)

C'est à se demander même si ces personnes redoutent que cela puisse leur arriver.

Au travers des témoignages recueillis auprès de cette patientèle, j'ai pu relever l'importance de la présence de l'entourage, que ce soit l'entourage familial, les amis, ou encore les collègues de travail. Leur bienveillance et leur soutien ont contribué à une certaine résilience. Cela démontre la capacité de l'être humain à surmonter ces chocs traumatiques. Les accompagnements sur les plans à la fois médicaux et psychologiques sont quant à eux essentiels dans la reconstruction des patientes et favorisent la guérison de ces douloureuses plaies physiques et psychologiques.

L'étude que j'ai menée a également contribué à la prise de conscience de la nécessité du questionnement systématique par le corps médical de l'existence éventuelle de violences. Deux patientes ont révélé pour la première fois, grâce à cette enquête, des violences psychologiques et agressions sexuelles. Cela démontre la nécessité de consacrer des temps d'écoute et de parole au cours des consultations et l'importance de sensibiliser les soignants sur ce sujet.

Les conséquences de ces violences sont lourdes et impactent les victimes tant les traumatismes sont multiples et parfois invisibles. Les enfants exposés à la violence présentent fréquemment des souffrances psychosomatiques et psychotraumatiques. Ces violences impactent leur développement neurobiologique, psychologique et social. Les séquelles sont les mêmes que celles de leur mère : angoisses, troubles du sommeil, troubles de l'alimentation, comportements agressifs, troubles de l'attention, échec scolaire, surinvestissement à l'école ou au travail, relations affectives perturbées, autodestruction, délinquance. Ils peuvent présenter un syndrome post-traumatique durable de type épisodes dissociatifs, un retrait social, une hypervigilance, des peurs et des comportements agressifs[1].

Depuis le 1er février 2022, les enfants exposés à la violence sont considérés comme des co-victimes, un statut qui leur donne droit à des soins psychologiques.

Il est essentiel de rappeler également qu'il n'y a pas d'âge pour se faire aider et pour guérir de traumatismes passés. Sans une prise en charge adaptée, ces troubles peuvent avoir un impact tout au long de la vie. On ne peut pas vivre avec une mémoire traumatique, d'où l'importance d'un suivi.

Il est important également de noter que toute variation de poids est un facteur à prendre en compte, que celle-ci soit ascendante ou descendante. J'ai pu constater par les nombreuses fluctuations de poids de nos patientes qu'elles correspondaient très souvent à des périodes difficiles au niveau émotionnel. Cela doit être un indice à prendre en compte dans la prise en charge du patient et une alerte sur la présence d'éventuelles violences subies. Cet état de mal-être nécessite un accompagnement bienveillant. J'ai, en effet, observé qu'au moment où surviennent les traumatismes, l'appétit était parfois diminué, parfois augmenté, et l'état de santé altéré. L'énergie des patientes était mise, dans ces contextes, au profit de leur survie et celle de leurs enfants. C'est parfois sorti du danger que ces troubles alimentaires prennent place. Nous avons pu voir que pour surmonter ces chocs ou ces émotions, ces patientes se dissociaient par l'ingestion massive, rapide et/ou régulière de nourriture ou s'alimentaient par ce qu'on appelle l'alimentation dite émotionnelle, mode de consommation alimentaire qui contribue à un effet anesthésiant des douleurs ressenties.

---

[1] Karen Sadlier, Edouard Durand, Ernestine Ronai, *Violences conjugales, un défi pour la parentalité*, Dunod, 2020 (pages VI et 33)

J'espère qu'à travers le décryptage des facteurs influant l'obésité et les témoignages de nos patientes, vous réaliserez l'ampleur de la souffrance qu'implique cette maladie et que votre regard évoluera avec davantage de compassion. Il serait souhaitable que la personne obèse ne soit plus réduite à cette étiquette « d'anormalité » qui se joue dès le premier regard et que l'on puisse attribuer davantage d'importance à leurs autres qualités, qui bien souvent passent au second plan ou sont même parfois inaperçues. Rappelons-nous que la corpulence ne correspond pas à l'identité sociale d'une personne. Ne résumons pas les personnes en situation d'obésité à leur excès de poids et ne nous conformons pas à cette société intolérante qui, par le « regard de l'autre », aggrave l'obésité[1] et les problématiques qui gravitent autour.

Par ces réflexions humanistes, j'espère faire émerger une remise en question de nos fausses croyances, qui permettra à notre société tolérance, bientraitance et l'amélioration de la prise en charge de nos patients.

N'oublions pas que l'obésité implique non seulement une diminution de l'espérance de vie mais que la violence, elle aussi, peut réduire l'espérance de vie de 20 ans en fonction du type de violences subies et de la fréquence[2]. Quand obésité rime avec violence… Le cumul des deux est donc gravement nocif pour la santé. Cela amène à réfléchir !!!

Ces violences impactent non seulement les femmes et leur famille mais également la société toute entière. Toute violence est proscrite au nom de la loi. Il semble indispensable de réduire la tolérance des femmes envers la

---

[1] Lee JA, Pausé CJ. Stigma in practice : Barriers to health for that women. *Hypothesis and Theory. Frontiers in Psychology* 2016 ; vol16 :2063

[2] Muriel Salmona, *Le livre noir des violences sexuelles*, Dunod, 2022 (page 270)

violence mais également celle de la société puisqu'il s'agit d'une responsabilité collective. Cette tolérance doit viser le zéro et il est nécessaire d'agir pour éviter de répéter les dynamiques de violence. Briser le cycle de reproduction des violences apparait indispensable de même que sortir du déni, de la minimisation, de la banalisation ou du clivage. Des efforts sont encore à faire dans « l'amélioration des lois, l'amélioration des prises en charge et l'amélioration des dispositifs[1] ».

La violence est, en effet, un cycle sans fin. « Le premier facteur de risque de subir ou de commettre des violences est d'en avoir subi. » D'ailleurs, l'OMS a reconnu ces éléments dès 2010. « Lutter contre les violences c'est avant tout protéger les victimes, les soigner, et leur rendre justice[2]. »

N'oublions pas toutefois que les hommes, eux aussi, sont victimes ou parfois co-victimes de violences même si comparativement aux femmes les proportions sont très inégalitaires. Il serait une erreur de les exclure et de minimiser les conséquences que la violence peut avoir sur eux.

Quant à l'obésité, en guérir est pour ainsi dire impossible. Cette maladie chronique demande une très forte implication du patient avec de nombreux efforts constants et beaucoup de soutien de l'entourage qui contribue à lui faire prendre confiance en ses compétences. Soigner l'obésité est un process complexe, et dans les problèmes complexes il n'y a pas de solutions simples.

Pour vous accompagner dans une démarche de perte de poids, n'hésitez pas à vous faire aider en consultant votre médecin traitant. Pour davantage de soutien, tournez-vous si besoin vers l'Association Poids Plumes France qui est

---

[1] Karen Sadlier, Edouard Durand, Ernestine Ronai, *Violences conjugales, un défi pour la parentalité*, Dunod, 2020 (pages 35, 64)

[2] Muriel Salmona, *Le livre noir des violences sexuelles*, Dunod, 2022 (pages XL, 171, 210, 229, 313)

affiliée à la Ligue nationale contre l'obésité et dont les missions sont d'accompagner les personnes en situation d'obésité. Vous pouvez, aussi, télécharger l'application Feelgood-March, application d'activité physique conçue par et pour les personnes obèses dans le but de reprendre goût à l'activité physique. Si la violence vous fait écho, composez le 3919. Cette plateforme téléphonique d'écoute, d'information, et d'orientation des victimes de violences sexistes et sexuelles est désormais accessible 24h/24, 7j/7. Vous pouvez aussi demander de l'aide à des associations et à des organismes publics.

N'oubliez pas, soignants, que vous êtes des personnes ressources et que, grâce à votre travail admirable, vous contribuez de surcroît au bien-être de ces êtres humains. Sans vous, nombreux seraient les patients à la dérive. Bien que votre travail ne soit malheureusement pas suffisamment considéré et valorisé par la société, rappelez-vous que vous êtes essentiels dans les prises en charge des patients et que le soin est un travail d'équipe. Chacun apporte sa pierre à l'édifice.

Dans tous ces combats, il est important de remarquer que ce sont souvent les victimes qui font bouger les lignes de la société.

SOURCES ET BIBLIOGRAPHIE

MANUELS

Delphine Michel, *J'arrête le grignotage en 4 semaines*, Editions Leduc, 2022, 272 pages

Docteur Muriel Salmona, *Le livre noir des violences sexuelles*, Dunod, 2022, 454 pages

Karen Sadlier, Edouard Durand, Ernestine Ronai, *Violences conjugales, un défi pour la parentalité*, Dunod, 2020, 166 pages

Ernestine Ronai, Edouard Durand, *Violences conjugales, le droit d'être protégée*, Dunod, 2017, 292 pages

RAPPORTS

Chirurgie de l'obésité. Ce qu'il faut savoir avant de se décider. Haute Autorité de Santé. Juillet 2009.

Recommandation Obésité de l'adulte : prise en charge de 2e et 3e niveaux. Haute Autorité de Santé. Validé par le Collège le 2 juin 2022.

Communiqué de presse du 20/02/2023 « Obésité et surpoids : près d'un Français sur deux concerné. Etat des lieux, prévention et solutions thérapeutiques » par l'INSERM

Communiqué de presse du 23/11/2022 « Violences faites aux femmes : la HAS publie un nouvel outil d'aide au repérage »

Recommandations de la Haute Autorité de Santé octobre 2019

Bulletin Epidémiologique Hebdomadaire n°20 du 13 mai 2008

Bulletin Epidémiologique Hebdomadaire n°35-36 du 25 octobre 2016 publié par Santé Publique France « Prévalence du surpoids, de l'obésité et des facteurs de risque cardio-métaboliques dans la cohorte Constances »

Observatoire Nationale des Violences faites aux femmes / Lettre n°18 – Novembre 2022

INSERM-INED-ANRS, Enquête « Contexte de la sexualité en France », 2006

INSEE, 2020

Données issues de la pratique clinique du Dr Andrieux

Rubino F, Puhl RM, Cummings DE *et al*. International consensus statement for ending stigma of obesity. *Nat Med.* 2020 ; vol 26 : 485-97

Sorensen T I, Holst C, Stunkard A.J, & Skovgaard, L. T. Correlations of body mass index of adult adoptees and their biological and adoptive relatives. *International Journal of Obesity and Related Metabolic Discorders* : journal of the International Association for the Study of Obesity. 1992 ; 16(3), 227-36

Lyon H. N, Hirschhorn J.N. Genetics of common forms of obesity : a brief overview, *The American Journal of Clinical Nutrition*, Vol 82, Issue 1, July 2005 ; 215S-217S, https://doi.org/10.10.1093/ajcn/82.1.215S

Ciangura C, Oppert J-M. Activité physique et contrôle pondéral. *Médecine et maladies métaboliques*. Elsevier Masson. 2009 ; vol 3 N°1 X

Lecerf J-M Le surpoids c'est dans la tête ou dans l'assiette ? S'en sortir c'est possible. *Editions Quae*, 2019 ; 15-8

Romon M. La restriction cognitive : un nouveau « standard alimentaire ». Comportement alimentaire et ses désordres. *La revue du praticien* 2000 ; 50 : 495-7

Le Barzic M. Le syndrome de restriction cognitive : de la norme au désordre du comportement alimentaire. Médecine pratique. *Diabetes Metab*. 2001 ; 27, 512-6

Chaput J-P, Leblanc C, Pérusse L *et al*. Risk factors for adult overweight and obesity in the Quebec family study : have we been barking up the wrong tree ? *Obesity* 2009 ; *Epidemiology* vol 17

Sender R, Fuchs S, & Milo R. Revised estimates for the number of human and bacteria cells in the body. *PLoS biology* 2016 ; 14(8), e1002533. doi :10.1371/journal.pbio.1002533

David LA, Maurice CF, Carmody RN *et al*. Diet rapidly and reproducibly alters the human gut microbiome. *Nature* 2014 ; 505(7484), 559-563. Doi :10.1038/nature12820

Rios-Covian D, Langella P, Martin R. From Short-tobLong-Term Effects of C-Section Delivery on Microbiome Establishment and Host Health. *Microorganisms* 2021 ;9,2122 https://doi.org/10.3390/microorganisms9102122

Chaput J-P, Després J-P, Bouchard C, Tremblay A. Short sleep duration in associated with reduced leptin levels ans increased adiposity : results from the Quebec family study. *Obesity* 2007 ; vol 15 :253-61

Barton BB, Segger F, Fischer K *et al.* Update on weight-gain caused by antipsychotics :a systematic review and meta-analysis. *Opin Drug Saf.* 2020 ;19(3) :295-314

Mann T, Tomiyama AJ, Westling E *et al.* Medicare's search for effective obesity treatments : diets are not the answer. *American Psychologist* 2007 ;62(3), 220-33. doi :10.1037/0003-066X.62.3.220

Polivy J, Herman C P. If at first you don't succeed : false hopes of self-change. *American Psychologist* 2002 ; 57(9), 677-89. doi :10.1037/0003-066X.57.9.677

Lee JA, Pausé CJ. Stigma in practice : Barriers to health for that women. *Hypothesis and Theory. Frontiers in Psychology* 2016 ; vol16 :2063

Buchwald H, Oien DM. Metabolic/bariatric surgery worldwide. *Obes Surg.* 2013 ;23(4) :427-436. doi :10.1007/s11695-012-0864-0

Nguyen NT, Varela JE.Bariatric surgery for obesity and metabolic discorders : state of the art. *Nat Rev Gastroenterol Hepatol.* 2017 ;14(3) :160-169. doi :10.1038/nrgastro.2016.170

S. Péneau *et al.*, « Sex and Dieting Modify the Association Between Emotional Eating and Weight Status », in The American journal of Clinical Nutrition, 2013

EMISSIONS

Soigner l'obésité : un combat collectif. Radiofrance.fr. France Culture. Emission du 06/10/2023

Dans les yeux d'Olivier, Enfants : les victimes oubliées des violences conjugales. Emission diffusée sur France 2 le 10/01/2024

SITES INTERNET

Le parcours de prise en charge de l'obésité - Centre Hospitalier de Rambouillet (youtube.com)

ANNEXES

Annexe 1 :

Questionnaire relatif à l'étude anonyme pour repérage des violences et évaluation des troubles psychotraumatiques associés

Annexe 2 :

Résultats + Graphiques de l'étude anonyme pour repérage des violences et évaluation des troubles psychotraumatiques associés

Annexe 3 :

Affiches de sensibilisation/prévention inhérentes au Centre Hospitalier de Rambouillet, à destination :

- De l'ensemble des professionnels de santé
- Des patients

ANNEXE 1

ÉTUDE ANONYME POUR REPÉRAGE DES VIOLENCES ET ÉVALUATION DES TROUBLES PSYCHOTRAUMATIQUES ASSOCIÉS

I. Avez-vous déjà été témoin de situations de violences ? OUI/NON

SI OUI :

1. Quels types de violences ?
2. A quel moment de votre vie ?
3. Par qui ?
4. A quelle fréquence ?
5. En avez-vous parlé à quelqu'un ?
   SI OUI : A qui ?
   SI NON : Pourquoi ?
6. Avez-vous bénéficié d'un accompagnement ?
   SI OUI : Quel type d'accompagnement ?
   SI NON : Pourquoi ?
7. En quoi ces violences ont-elles impacté votre alimentation ?

II. Avez-vous déjà vécu des situations de violences ? OUI/NON

SI OUI :

1. Quels types de violences ?
2. A quel moment de votre vie ?
3. Par qui ?
4. A quelle fréquence ?
5. En avez-vous parlé à quelqu'un ?
   SI OUI : A qui ?
   SI NON : Pourquoi ?
6. Avez-vous bénéficié d'un accompagnement ?
   SI OUI : Quel type d'accompagnement ?
   SI NON : Pourquoi ?
7. En quoi ces violences ont-elles impacté votre alimentation ?

ANNEXE 2

Résultats de l'étude anonyme pour repérage des violences et évaluation des troubles psychotraumatiques associés

Résultats 2022

En 2022, sur les 22 patientes interrogées, la moitié d'entre elles, soit 11 patientes ont été témoins de violences.

Sur 11 patientes qui relatent des violences, il est à noter qu'il s'agit avant tout de violences psychologiques pour 9 patientes, mais également physiques pour 8, verbales pour 3 et obstétricales pour 1. Parmi celles-ci, 4 se sont exercées dans un cadre de violence conjugale et/ou intrafamiliale et 3 dans le cadre professionnel.

Ces violences se sont produites à l'âge adulte pour 7 d'entre elles, contre 1 pendant l'enfance, 1 à l'adolescence et 2 qui se sont produites tout au long de leur vie.

Elles ont été exercées essentiellement par les parents pour 4 patientes, des collègues pour 3, et des inconnus pour 3, mais également par des voisins pour 1, médecin pour 1, patient pour 1, cadre de santé pour 1 ou encore conjoint d'une amie pour 1.

Ces dernières étaient répétées pour la plupart de ces patientes (6 patientes), rares pour 1 et se sont produites une seule fois pour 4 d'entre elles.

6 patientes l'ont évoqué auprès de leur famille, collègues, auprès de soignants ou encore de la police et 5 n'en ont pas parlé. La majorité d'entre elles (9 patientes) n'ont pas eu recours à un accompagnement contre 2 qui ont ressenti le besoin de se faire suivre.

Enfin, 7 patientes sur les 11 déclarent que cela n'a eu aucun impact sur leur alimentation contre 4 qui relatent s'être réfugiées dans la nourriture et témoignent d'addictions à la nourriture ou encore avoir eu recours à des régimes.

Dans deux cas, on distingue nettement que les violences dont les patientes ont été témoins ont un impact sur l'obésité. La notion d'alcool est également présente à deux reprises dans le cadre de ces violences.

Toujours cette même année 2022, sur les 22 patientes interrogées, 5 n'ont vécu aucune situation de violences contre 17, ce qui représente 77% de femmes victimes de violences sur l'ensemble de nos patientes pour cette année-là.

Il est à noter qu'une patiente a raccroché après avoir répondu « oui » à le seconde question relative aux violences subies, je ne peux donc préciser dans quel cadre se sont produites ces violences pour cette patiente.

Sur les 17 femmes ayant vécu des situations de violences, il s'agit avant tout de violences psychologiques pour 15 patientes mais également physiques pour 8, verbales pour 2, sexuelles pour 2 et médicales et/ou obstétricales pour 2, dont 9 s'exercent dans un cadre de violence conjugale et/ou intrafamiliale et 3 dans le cadre du travail.

Ces violences se sont produites à l'âge adulte pour 6 d'entre elles, dans l'enfance pour 1, depuis l'adolescence pour 4 et durant toute la vie pour 5.

Elles ont été exercées, nous l'avons vu, essentiellement dans un contexte de violence conjugale et/ou intrafamiliale. Pour 7 patientes, la famille était responsable de ces violences (père, mère, oncle, ex-beau-père), les ex-conjoints pour 6 d'entre elles, des enfants/élèves pour 4, des collègues pour 3, des professeurs pour 2, le corps médical pour 2, des inconnus pour 2 et le monde extérieur de manière générale pour 1. 4 patientes n'ont pas parlé de ces violences à autrui contre 10 qui en ont parlé à leur entourage (famille, médecins, psychologues, amis, collègues).

Deux plaintes ont été déposées à la police.

Ces violences étaient répétées pour la quasi-totalité des patientes (13 patientes), rares pour 1 et se sont produites une seule fois pour 2.

12 patientes l'ont évoqué auprès de leur entourage et de leurs proches, famille, amis, collègues, médecins, soignants, psychologues ou encore auprès de la police, et 4 n'en ont pas parlé.

La majorité des patientes n'ont reçu aucun accompagnement. En effet, 10 d'entre elles n'ont pas reçu d'aide et seulement 5 ont bénéficié d'un accompagnement thérapeutique sous forme de thérapie ou suivi psychologique. 2 patientes sur ces 5 patientes ont reçu un accompagnement mais tardif.

4 patientes n'ont eu aucun impact sur leur alimentation, 1 ne pense pas en avoir eu et 10 évoquent des troubles alimentaires liées à ces violences. Elles décrivent l'apparition d'hyperphagie, boulimie[1], boulimie vomitive, grignotages, périodes de gavage, pulsions alimentaires, addictions[2] à la nourriture, régimes avec contrôle de l'alimentation, périodes de diète, obsessions à la nourriture avec très souvent un yoyo pondéral résultant de ces difficultés en lien avec l'alimentation. J'ai pu noter également d'autres types d'addictions comme celles à l'alcool ou aux médicaments.

Il est clairement établi un lien entre les violences faites aux femmes et l'obésité puisque plus de la moitié d'entre elles (58.8%) témoignent que ces violences ont eu un impact sur leur alimentation.

---

[1] Cf Glossaire

[2] Cf Glossaire

Il est avéré que 6 patientes obèses ont subi des violences du fait de leur obésité et 1 patiente a subi des violences qui ont induit l'obésité.

Il est également à noter pour 1 patiente l'apparition de violences après la naissance de son enfant.

1 patiente s'est forgée une carapace pour déplaire aux hommes.

2 patientes ont fait des tentatives de suicide.

Des problèmes financiers, d'alcool, de drogue ou encore d'addiction aux jeux ont probablement joué un rôle dans l'apparition de ces violences au vu du discours de ces patientes.

1 patiente parmi les 11 a déclaré n'avoir jamais parlé de ces violences psychologiques avant cet entretien que je lui ai accordé. Lorsque je lui ai demandé la raison pour laquelle elle avait gardé le silence, elle m'a répondu naturellement que la question ne lui avait jamais été posée auparavant.

D'autre part, j'ai appris par la psychologue de notre service qu'une patiente lui avait indiqué qu'elle avait parlé pour la première fois des agressions sexuelles dont elle avait été victime lors de l'enquête que j'avais menée.

Ce constat m'a permis d'appuyer cet aspect de questionnement systématique auprès des personnels médicaux et paramédicaux que vous retrouverez dans la partie consacrée aux mesures professionnelles protectrices.

Résultats 2023

En 2023, sur les 19 patientes interrogées, plus de la moitié d'entre elles, soit 12 patientes n'ont été témoins d'aucune violence contre 7.

Sur 7 patientes qui relatent des violences, il s'agissait avant tout de violences psychologiques pour 4, mais également physiques pour 3 et verbales pour 1.

Ces violences se sont produites pour la majorité des patientes (6 patientes) à l'âge adulte contre 1 pendant l'adolescence.

Elles ont été exercées de manière très hétérogène par les conjoints d'une cousine et d'une amie pour 2, des parents pour 2, un professeur pour 1, une nourrice pour 1, le beau-père pour 1 ou encore un inconnu pour 1.

Ces dernières se sont produites une seule fois pour 4 et étaient répétées pour 3.

La totalité des patientes l'ont évoqué auprès de leur famille, collègues, amis, professeurs et on décompte le dépôt d'une plainte jugée au tribunal. Aucune patiente n'a eu recours à un accompagnement.

Enfin, 1 seule patiente sur les 7 patientes témoins de violence déclare que cela a eu un impact sur son alimentation, à savoir le recours à l'alimentation plaisir.

Toujours cette même année 2023, sur les 19 patientes interrogées, 7 n'ont vécu aucune situation de violences contre 12, ce qui représente 63% de femmes victimes de violences sur l'ensemble de nos patientes pour cette année-là.

Sur les 12 femmes ayant vécu des situations de violences, il s'agit avant tout de violences psychologiques pour 9 mais également physiques pour 8, verbales pour 3 et sexuelles pour 3, dont 7 s'exercent dans un cadre de violence conjugale.

Ces violences se sont produites pour la majorité d'entre elles (9 patientes) à l'âge adulte, dans la petite enfance pour 1, à l'adolescence pour 1 et à partir de l'adolescence jusqu'à l'âge adulte pour 1.

Elles se sont exercées, encore une fois, majoritairement dans un contexte de violence conjugale. Pour 7 patientes, l'ex-conjoint était responsable de ces violences, mais également des militaires pour 2, le corps médical pour 2, l'ex-belle-mère pour 1, des collégiens pour 1, des adultes pour 1 et des inconnus pour 1.

Deux plaintes ont été déposées à la police et une de ces deux plaintes a été retirée par peur.

Ces violences étaient répétées pour la majorité des patientes (6 patientes), rares pour 2 et ne se sont produites qu'une seule fois pour 4. La quasi-totalité des patientes (11 patientes) l'ont évoqué auprès d'amis, famille, collègues, soignants, église, avocat ou encore de la police et 1 seule n'en a pas parlé.

La majorité des patientes n'ont reçu aucun accompagnement. En effet, 7 d'entre elles n'ont pas reçu d'aide et seulement 5 ont bénéficié d'un accompagnement thérapeutique sous forme de suivi psychologique ou thérapie.

Pour 2 patientes, ces violences n'ont eu aucun impact sur leur alimentation, 2 ne savent pas le déterminer, 1 n'a pas donné de réponse et 7 évoquent des troubles alimentaires liées à ces violences telles que des pertes d'appétit, des régimes avec pour effet un yoyo pondéral, des compulsions alimentaires, un refuge dans la nourriture utilisée comme réconfort et l'usage de celle-ci comme effet anesthésiant et dissociatif. J'ai également constaté que la nourriture avait été utilisée comme objet d'attaque et d'humiliation envers une patiente.

Encore une fois, la majorité des patientes (58.3%) témoignent que ces violences ont eu un impact sur leur alimentation.

Il est avéré que 3 patientes ont subi des violences qui ont induit l'obésité et 1 patiente a subi des violences du fait de son obésité. 2 patientes déclarent que la séparation et/ou le divorce des parents ont généré chez elles une prise de poids.

Des problèmes d'alcool et de drogue sont également à déplorer.

2 patientes ont déclaré l'apparition de violences après la naissance de leur enfant.

A nouveau, 1 patiente s'est forgée d'une carapace pour déplaire aux hommes.

L'isolement et la sédentarité ont également joué un rôle dans les prises de poids des patientes.

Il est à noter que la violence a engendré chez une jeune fille une phobie scolaire. Pour une autre femme, l'emprise que son mari pouvait avoir sur elle a peut-être joué un rôle dans l'apparition d'un cancer du sein.

Enfin, les patientes dont les violences ont été exercées par des militaires évoquent des réminiscences[1] en lien avec les traumatismes vécus. Ces manifestations correspondent à des troubles de stress post-traumatique (TSPT).

[1] Cf Glossaire

Graphiques relatifs à l'étude anonyme pour repérage des violences et évaluation des troubles psychotraumatiques associés

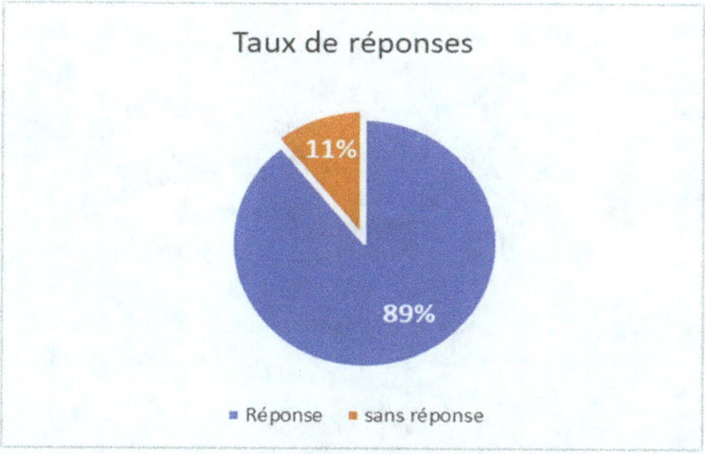

Nombre de personnes ayant répondu	41
Nombre de personnes n'ayant pas répondu	5
Nombre de personnes interrogées	46

TEMOINS DE VIOLENCES

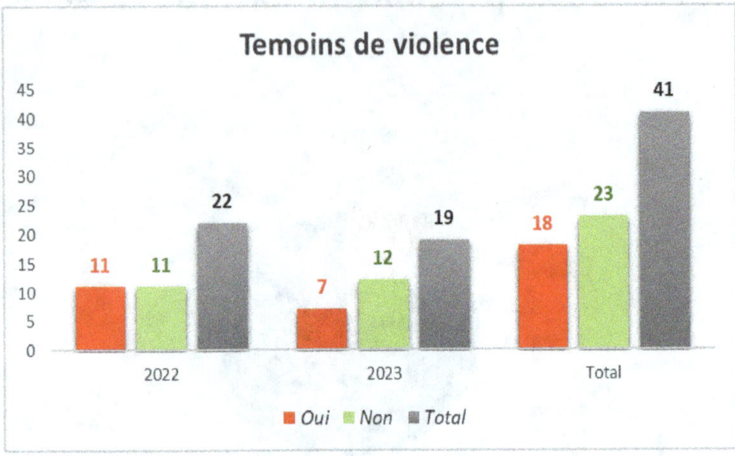

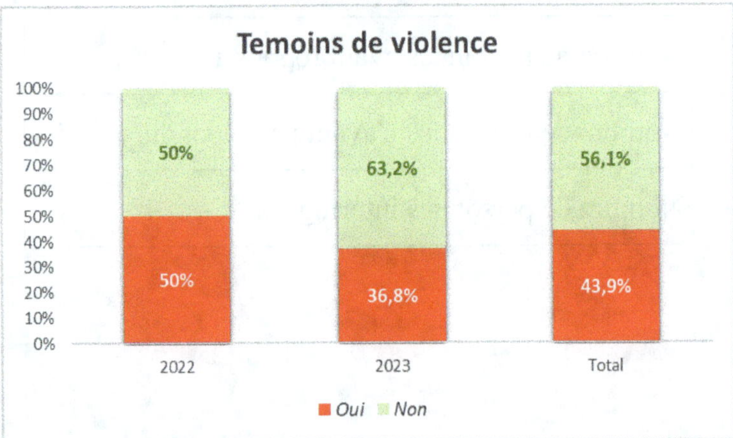

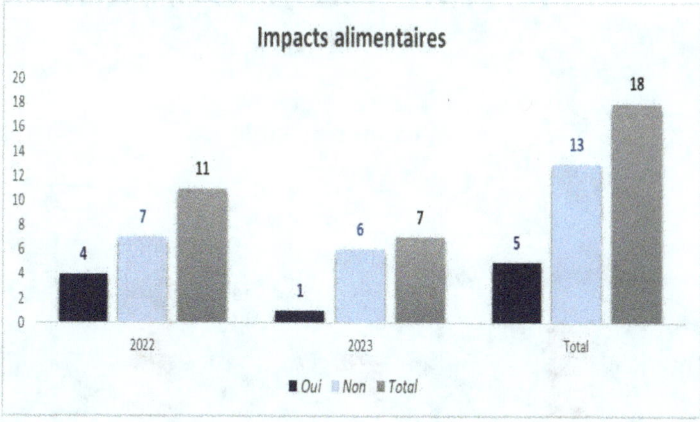

Dans le cadre de violences constatées :

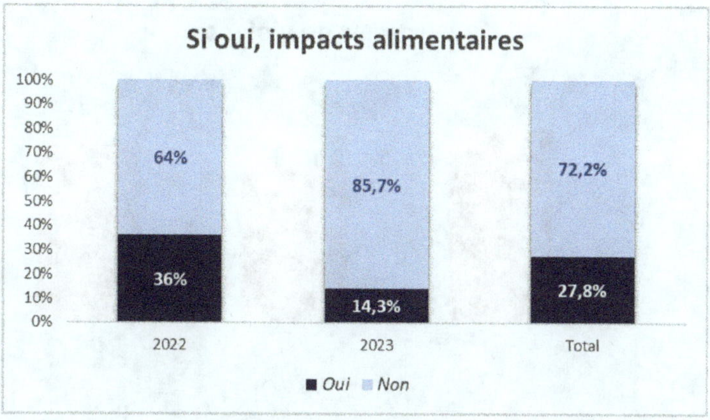

VICTIMES DE VIOLENCES

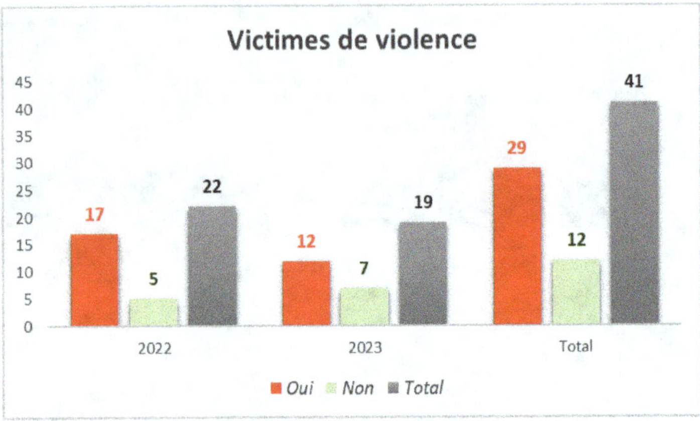

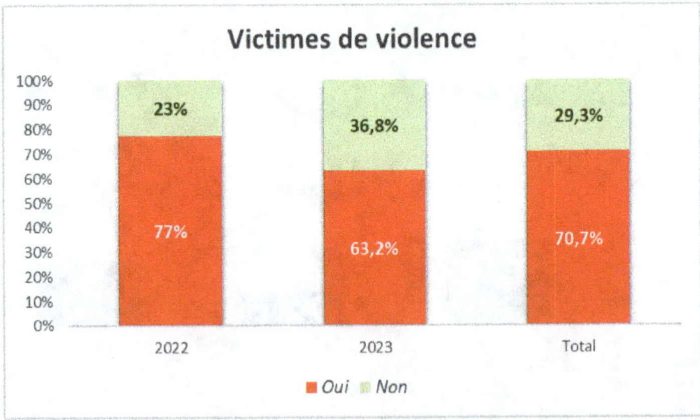

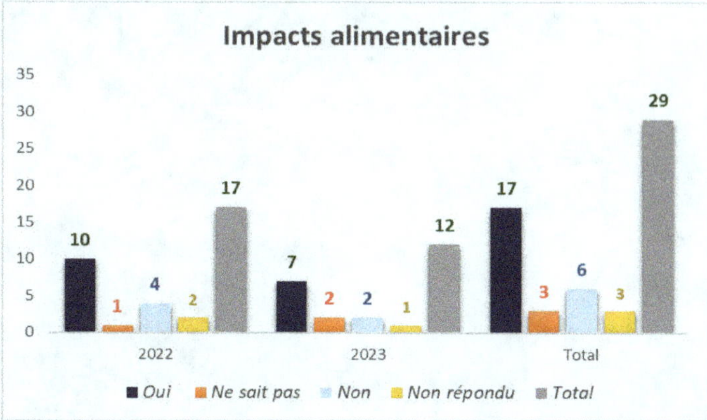

Dans le cadre de violences constatées :

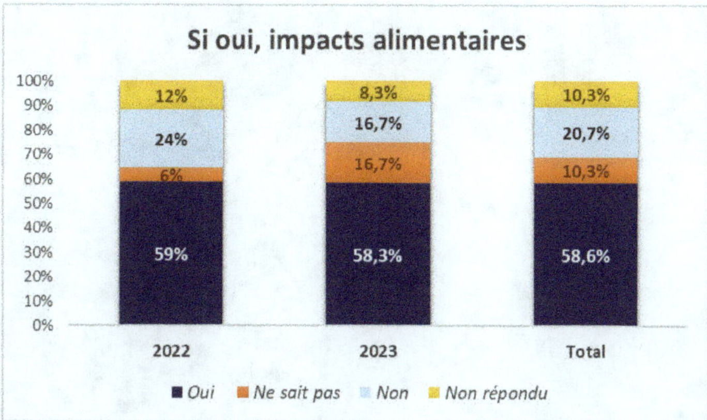

ANNEXE 3

Le Centre hospitalier de Rambouillet soutient les femmes victimes de violences

Un dispositif existe pour les victimes

Repérer *Orienter* *Accompagner*

Professionnels de santé, adoptez les mesures protectrices selon les recommandations de la HAS :

- **Créez un environnement favorable qui garantit la confidentialité**
- **Recevez la patiente seule, sans accompagnant pendant la consultation médicale**
- **Questionnez systématiquement les patientes :**
  « Avez-vous déjà été victime de violences (physiques, verbales, psychiques, sexuelles) ? »
- **Favorisez la confiance, le calme et la bienveillance**
- **Posez des questions ouvertes, avec lesquelles vous vous sentez à l'aise, adaptées à la patiente**
- **Utilisez l'enveloppe VIF** disponible aux urgences :
  elle contient les fiches de recueil de consentement, les textes législatifs, fiches de signalement ou signalement au procureur, fiche de liaison aux associations...

Vous pouvez consulter la procédure « Prise en charge des **V**ictimes de violences conjugales, **I**ntra**F**amiliales (**VIF**) et ou/sexuelles » (ref PRO DROI 002)

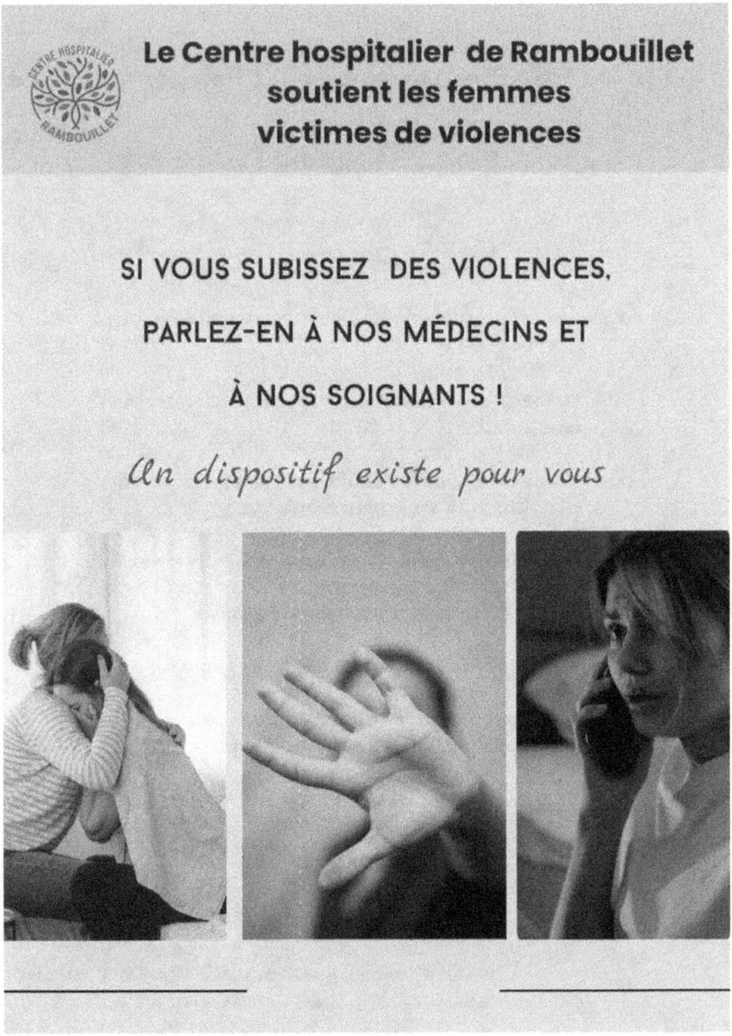
Le Centre hospitalier de Rambouillet
soutient les femmes
victimes de violences
SI VOUS SUBISSEZ DES VIOLENCES,
PARLEZ-EN À NOS MÉDECINS ET
À NOS SOIGNANTS !
Un dispositif existe pour vous

TABLE DES ABREVIATIONS

AFDET
Association francophone pour le développement de l'éducation thérapeutique

ALD
Affection Longue Durée

ANSES
Agence nationale de sécurité sanitaire de l'alimentation, de l'environnement et du travail

APA
Activité Physique Adaptée

BEP
Bilan Educatif Partagé

CHU
Centre Hospitalier Universitaire

CIIVISE
Commission Indépendante sur l'Inceste et les Violences Sexuelles faites aux Enfants

CPE
Conseiller Principal d'Education

CSO
Centre Spécialisé Obésité

DU VFF
Diplôme Universitaire sur les Violences Faites aux Femmes

EMDR
Eye Mouvement Desensibilisation and Reprocessing

ENM
Ecole Nationale de la Magistrature

EPP
Evaluation des Pratiques Professionnelles

ETP
Education Thérapeutique du Patient

GHT
Groupement Hospitalier Territorial
HDJ
Hôpital De Jour
HPI
Haut Potentiel Intellectuel
IFSI
Institut de Formation en Soins Infirmiers
INSEE
Institut National de la Statistique et des Etudes Economiques
INSERM
Institut National de la Santé et de la Recherche Médicale
ITT
Interruption Temporaire de Travail
JMO
Journée Mondiale de l'Obésité
MIPROF
Mission interministérielle pour la protection des femmes victimes de violences et la lutte contre la traite des êtres humains
OMS
Organisation Mondiale de la Santé
ONED
Observatoire National de l'Enfance en Danger
RCP
Réunion de Concertation Pluridisciplinaire
RDC
République Démocratique du Congo
TCA
Troubles du Comportement Alimentaire
TCC
Thérapie Comportementale et Cognitive
TSPT
Trouble de stress post-traumatique

GLOSSAIRE

Addiction
Dépendance très forte (à une substance nocive, une pratique) entraînant une conduite compulsive.

Bariatrique
Chirurgie bariatrique, consistant à modifier l'anatomie du système digestif des personnes obèses.

Boulimie
Faim excessive pathologique.

CIIVISE
La Commission Indépendante sur l'Inceste et les Violences Sexuelles faites aux Enfants est une commission d'enquête française installée en mars 2021 à la suite de l'émergence du mouvement #Mee Too inceste, dont les résultats confirment le caractère massif de ces violences.

Extrinsèque
Qui est extérieur, n'appartient pas à l'essence de quelque chose.

Grossophobie
Attitude de discrimination envers les personnes obèses ou en surpoids.

Hyperphagie
Troubles des comportements alimentaires consistant en une ingestion excessive de nourriture.

Hypothyroïdie
L'hypothyroïdie se caractérise par une diminution ou une absence de production des hormones thyroïdiennes.

IMC
Indice de Masse Corporelle, indice pondéral calculé en divisant le poids en kg d'une personne par le carré de sa taille en m (unité = kg/m^2).

Intrinsèque
Qui est intérieur et propre à ce dont il s'agit.

Pathognomonique

Symptôme ou signe clinique spécifique d'une maladie déterminée et qui suffit à en établir le diagnostic.

Polyphagie

Besoin excessif de manger.

Réminiscence

Retour à l'esprit d'un souvenir non identifié comme tel.

Satiété

Etat d'indifférence d'une personne dont un besoin, un désir est amplement satisfait. Rassasiement.

Tachyphagie

Action de manger trop vite.

Trouble de l'oralité

Les troubles de l'oralité se caractérisent par une hypersensibilité ou hyposensibilité sensorielle concernant les goûts et les odeurs.

TABLE DES MATIERES

Structures éditoriales du groupe L'Harmattan

L'Harmattan Italie
Via degli Artisti, 15
10124 Torino
harmattan.italia@gmail.com

L'Harmattan Hongrie
Kossuth l. u. 14-16.
1053 Budapest
harmattan@harmattan.hu

L'Harmattan Sénégal
10 VDN SICAP AMITIE 3
BP 45034 Dakar-Fann
direction@senharmattan.com

L'Harmattan Cameroun
Tsinga/Derrière polyclinique FECAFOOT
BP 11486 Yaoundé
Jacques.koukam@harmattan.fr

L'Harmattan Burkina Faso
Villa 281, secteur 23 623, rue 14.32
Ouagadougou
zagbie@outlook.fr

L'Harmattan Guinée
Almamya, rue KA 028 OKB Agency
BP 3470 Conakry
harmattanguinee@yahoo.fr

L'Harmattan RDC
185, avenue Nyangwe
Commune de Lingwala – Kinshasa
matangilamusadila@yahoo.fr

L'Harmattan Congo
219, avenue Nelson Mandela
BP 2874 Brazzaville
deunovmikhael@gmail.com

L'Harmattan Mali
Immeuble Mgr Jean Marie Cissé
Aci Hamadallaye
BP 145 Bamako
syllaka@yahoo.fr

L'Harmattan Togo
Djidjole – Maison Amela
face EPP BATOME
02 BP 20680 Lomé
didieramela11@gmail.com

L'Harmattan Côte d'Ivoire
Résidence Karl – Cité des Arts
Abidjan-Cocody
03 BP 1588 Abidjan
harmattan.ivoire@gmail.com

L'Harmattan Bénin
Rue 604, (Immeuble à l'entrée
de la rue UCAO- Cite de Saint-Jean)
Cotonou
stepcorpus@gmail.com

Nos librairies en France

Librairie internationale
16, rue des Écoles
75005 Paris
librairie.internationale@harmattan.fr
01 40 46 79 11
www.librairieharmattan.com

Librairie des savoirs
21, rue des Écoles
75005 Paris
librairie.sh@harmattan.fr
01 46 34 13 71
www.librairieharmattansh.com

www.ingramcontent.com/pod-product-compliance
Lightning Source LLC
LaVergne TN
LVHW011013061026
849535LV00006B/1857